Cool bleiben in den Wechseljahren

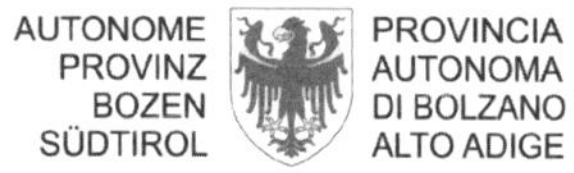

Die Drucklegung dieses Buches wurde ermöglicht durch
die Südtiroler Landesregierung / Abteilung Deutsche Kultur.

DR. MED. CRISTINA TOMASI

COOL BLEIBEN IN DEN WECHSEL-JAHREN

Ein umfassender Ratgeber
für Frauen ab 40

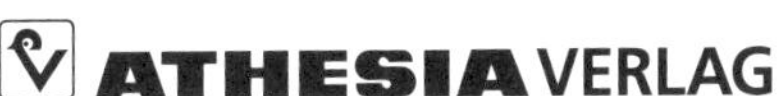

Für Helmuth,
meinen sicheren Hafen

INHALTSVERZEICHNIS

Einige der in diesem Buch erwähnten Pharmaprodukte sind
unter dem genannten Namen nur in Italien erhältlich.
Stand vom August 2024.

10 EINLEITUNG

11 **Wie bin ich überhaupt dazu gekommen, mich mit Hormonen zu beschäftigen? Die Antwort: Als Patientin!**

13 MENSTRUATIONSZYKLUS UND EISPRUNG: WARUM SIE FÜR DIE GESUNDHEIT WICHTIG SIND

13 **Der Zyklus der Frau**
16 **Warum haben Frauen einen Eisprung?**
16 **Was bedeutet der Eisprung für die Frauen?**
17 **Warum haben manche Frauen keinen Eisprung?**
17 **Wie sich Hormone gegenseitig beeinflussen**

23 DIE HORMONE AUS DER NÄHE BETRACHTET

24 ÖSTROGENE: DIE KAISER UNTER DEN HORMONEN

28 **Symptome von Östrogenmangel oder -überschuss**
33 **Ein paar Worte zum Östrogenstoffwechsel**
36 **Wann ist eine Blutentnahme zur Messung des Östradiolspiegels sinnvoll?**
38 **Warum ist es hilfreich, die Östrogenspiegel zu kennen?**
38 **Warum sind manchmal höhere Östrogendosen erforderlich als üblich?**

40 PROGESTERON: DAS ZEN-HORMON

40 **Das Hormon der Ruhe und der Gelassenheit**
41 **Progesteron und das Gehirn**
41 **Symptome eines Progesteronmangels**

44 TESTOSTERON: DER KÖNIG UNTER DEN HORMONEN

45 **Testosteron und das Gehirn**
46 **Testosteron und Sexualität**
46 **Testosteron und Autoimmunerkrankungen**
47 **Symptome eines Testosteronmangels**
47 **Negative Begleiterscheinungen von Testosteron**

53 SCHILDDRÜSE: DIE KLEINE PRINZESSIN

54 **Die Hormone, die die Schilddrüsenaktivität am stärksten beeinflussen**

57 INSULIN: DIE KÖNIGIN DES STOFFWECHSELS

58 **Die Diagnose der Insulinresistenz**
59 **Warum sind Blutzuckerspitzen gefährlich?**

60 DHEA: ANTI-AGING-HORMON

61 **Welche Faktoren beeinflussen die Produktion von DHEA?**
62 **Was passiert nach der Menopause?**
62 **Ein Anti-Aging- und Fettabbauhormon**
63 **Der Einfluss auf das Immun- und Herz-Kreislauf-System**
63 **DHEA erhöht das Wohlbefinden**
64 **DHEA, Knochen und Muskeln**
64 **Symptome eines DHEA-Mangels**
64 **Wie man DHEA einnimmt**

66 DAS WACHSTUMSHORMON GH: DER ULTIMATIVE FETTVERBRENNER

66 **Welche Funktionen hat GH?**
67 **Die Feinde des Wachstumshormons**
67 **Wie man das Wachstumshormon erhöht**

69 MELATONIN: DAS STÄRKSTE ANTIOXIDANS

71 **Wie kann man den natürlichen Tag-Nacht-Rhythmus zugunsten des vom Körper produzierten Melatonins wiederherstellen?**

74 OXYTOCIN: DAS HORMON DER LIEBE

75 **Wie kann man den Oxytocinspiegel erhöhen?**

77 RUND UM DIE WECHSELJAHRE

79 PERIMENOPAUSE: DIE HORMONELLE ACHTERBAHNFAHRT

80 **Was eine Perimenopause vortäuschen kann**
81 **Was genau geschieht in der Perimenopause?**
86 **Ihre Fragen zur Perimenopause**

88 ENDLICH IN DEN WECHSELJAHREN

89 **Symptome der Menopause**
117 **Das sexuelle Verlangen in den Wechseljahren**

126 VORZEITIGE MENOPAUSE UND FRÜHZEITIGE MENOPAUSE

127 **Welche diagnostischen Untersuchungen?**
129 **Bin ich schon in den Wechseljahren?**
131 **Therapeutische Indikationen**
131 **Hysterektomie und Hormone**

135 WAS TUN, UM SICH WOHLZUFÜHLEN?

136 10 SCHRITTE ZU MEHR GESUNDHEIT UND WOHLBEFINDEN

140 DIE KOHLENHYDRATARME ERNÄHRUNG

141 Überprüfen Sie Ihre Ernährung
147 Low-Carb-Menüs für alle
150 Einige Rezepte für die kohlenhydratarme Küche

156 WAS SIND BIOÄQUIVALENTE HORMONE?

157 Worin unterscheiden sich bioäquivalente Hormone von synthetischen Hormonen?
158 Was ist eine Hormonersatztherapie (HRT)?
158 Welches sind die am häufigsten verwendeten bioäquivalenten Hormone?
158 Haben bioäquivalente Hormone Nebenwirkungen?
159 Wie lange kann man eine bioäquivalente Hormontherapie durchführen?
159 Was sind die Vorteile bioäquivalenter Hormone?
162 Bioäquivalente Hormone - eine Gebrauchsanweisung
167 Die Kontrollen, die vor Beginn einer HRT durchzuführen sind
172 Wann sollte man mit einer bioäquivalenten HRT beginnen?
178 HRT und Brustkrebs: eine Klarstellung

186 IHRE FRAGEN ZUR HORMONERSATZTHERAPIE

193 BIBLIOGRAFIE

EINLEITUNG

Im Laufe der Jahre habe ich festgestellt, dass viele, ich würde sagen, zu viele Frauen ab 40 keinen blassen Schimmer davon haben, was mit ihnen und ihrem Körper geschieht. Sie klagen über die unterschiedlichsten Beschwerden, die mitunter das Leben zur Hölle werden lassen. Aber oft wird ihnen von uns Ärzten weder zugehört noch geholfen, und sie bekommen Antworten wie „Ach, das ist das Alter, damit musst du dich abfinden". Deshalb machen diese Frauen weiter, wie kleine Kriegerinnen. Denn der Alltag fragt uns Frauen nicht danach, wie es uns geht: Wir müssen ihn bewältigen, egal, ob es uns gut oder schlecht geht, wir müssen einfach weitermachen.

Ich habe Wissen und Information schon immer als Grundlage für das Wohlbefinden eines jeden gesehen: Nur wenn man informiert ist, kann man bewusste und verantwortungsvolle Entscheidungen für seine Gesundheit treffen. Und wir Ärzte, davon bin ich fest überzeugt, haben die Pflicht, Sie zu informieren. Nur so können Sie die wahren Hauptakteure Ihrer Gesundheit sein. Mir ist aber bewusst geworden, dass es keinerlei Informationen über die Menopause und die Perimenopause gibt. Wir leben im 21. Jahrhundert, aber das Thema scheint immer noch ein Tabu zu sein: Viele Ärzte, auch Gynäkologen, informieren Frauen nicht über Symptome, eventuelle Lebensstiländerungen, deren Nutzen und mögliche Therapien.

Ich möchte diese Informationslücke schließen und Ihnen zeigen, dass die kommenden Jahre die schönsten sind. Es stimmt nicht, dass wir Frauen mit 50 fertig und mit 60 alt sind, denn gerade in den Wechseljahren können wir uns wirklich frei fühlen, das zu sein, was wir wirklich sein wollen. Wir können uns großartig fühlen, ohne diese „Wehwehchen hier und dort", die unser Leben unangenehm machen: Das ist nämlich keineswegs normal! Wir haben das Recht, immer in Bestform zu sein!

Wie bin ich überhaupt dazu gekommen, mich mit Hormonen zu beschäftigen? Die Antwort: Als Patientin!

Mit Mitte 30 hatte ich wenig bis keine Ahnung von den Wechseljahren. Ich verband damit die Einnahme von Hormonen, aber wirkliches Wissen war das nicht. Die Wechseljahre schienen mir damals ganz weit weg zu sein. Aber das Leben hielt eine Überraschung für mich bereit, eine böse Überraschung: Mit 41 Jahren wurde ich urplötzlich in die Wechseljahre katapultiert. Es war aber keine spontane (natürliche) Menopause, sondern eine iatrogene Menopause. Das Wort „iatrogen" stammt vom griechischen Wort *iatròs,* das „Arzt" bedeutet. Es war eine induzierte, also durch medikamentöse Therapien ausgelöste Menopause.
Damals wurde bei mir ein *extranodales Non-Hodgkin-Lymphom,* ein Tumor des Lymphsystems, im vierten Stadium diagnostiziert. Nach der dritten Chemotherapie entwickelte ich eine äußerst seltene Komplikation, nämlich eine *Meningoenzephalitis* mit *Hirnvenenthrombose:* Ich hatte einen Schlaganfall mit einer halbseitigen Lähmung.
Genau in dieser Zeit – das werde ich vermutlich nie mehr vergessen – kam ich gewissermaßen über Nacht in die Wechseljahre – mit schrecklichen Hitzewallungen, Schlafstörungen, Stimmungsschwankungen, Heulattacken, Konzentrationsproblemen und Gedächtniseinbußen. Aber meine Kollegen von der Hämato-

Onkologie sagten: „Für dich kommt keine Hormonersatztherapie in Frage, weil du einen Schlaganfall hattest." Punkt. Aus. Ende. Mir ging es furchtbar. Egal. Keine Widerrede.
Nach einiger Zeit bin ich aber aus meiner Angst erwacht und habe mir gedacht: *Nach all den Jahren, in denen ich im Krankenhaus gearbeitet und mich ausgiebig mit Herz-Kreislauf-Erkrankungen und Thromboembolien beschäftigt habe, werde ich mich jetzt doch nicht von einem – in meinen Augen – absurden Veto aus der Fassung bringen lassen?* Mir wurde klar, dass mir niemand helfen würde, und so begann meine Reise in die Welt der konventionellen Hormone, danach in jene der bioäquivalenten Hormone. Es eröffnete sich mir eine Welt, die mein Leben verändert hat.
So entstand meine Leidenschaft: Ich begann zu reisen, Kurse in Paris, in der Schweiz, in Österreich und Deutschland zu besuchen, schließlich einen Online-Kurs und einige Webinare in den USA. Und hier bin ich! Bei Ihnen! Mit Ihnen!
In diesem Buch werde ich über unser Hormonsystem, die Perimenopause und Menopause sprechen sowie über ihre ganzheitliche Behandlung, die Lebensstil und Hormonersatztherapie (HRT) umfasst. Dabei unterscheide ich zwischen der standardmäßigen oder konventionellen Therapie mit synthetischen Medikamenten und der bioäquivalenten Therapie mit natürlichen Hormonen. Bioäquivalente Hormone werden so bezeichnet, weil ihre chemische Struktur derjenigen von körpereigenen Hormonen ähnelt. Oft denken Frauen fälschlicherweise, dass natürliche Hormone Nahrungsergänzungsmittel sind, aber das ist nicht der Fall: Bioäquivalente Hormone sind immer noch Hormone. Dazu dann später mehr.
Beginnen möchte ich mit der Rolle der Hormone in den verschiedenen Phasen unseres Lebens. Viele Frauen wissen nämlich nicht, wie ihr Körper funktioniert und wie abhängig dieser von den Hormonen ist.

MENSTRUATIONS-ZYKLUS UND EISPRUNG: WARUM SIE FÜR DIE GESUNDHEIT WICHTIG SIND

Der Zyklus der Frau

Der Menstruationszyklus ist ein monatlicher Prozess, der bei Frauen im reproduktiven Alter stattfindet, normalerweise zwischen 12 und 51 Jahren. In dieser Zeit bereitet sich der weibliche Körper auf eine mögliche Schwangerschaft vor. Dabei findet eine Reihe von hormonellen Veränderungen statt, die auf die Freisetzung der Eizelle aus dem Eierstock (Eisprung), die Verdickung der Gebärmutterschleimhaut und ihre anschließende Ausscheidung abzielen, sofern keine Befruchtung stattfindet. Ein Zyklus dauert im Durchschnitt 28 Tage, kann aber von Frau zu Frau und von Zyklus zu Zyklus variieren.

Der Menstruationszyklus wird in drei Phasen unterteilt:

- Die ***Follikelphase:*** Sie beginnt am ersten Tag der Regelblutung, dauert etwa 14 Tage und endet mit dem

Eisprung. Während dieser Phase produzieren die Eierstöcke Östrogene, die dazu beitragen, die Schleimhaut der Gebärmutter zu verdicken.

- Die ***Ovulationsphase:*** Der Eisprung (Ovulation) findet normalerweise um den 14. Tag des Zyklus statt und dauert mehr oder weniger einen Tag. In diesen Stunden wird die Eizelle vom Eierstock freigegeben und über den Eileiter in Richtung Gebärmutter transportiert.
- Die ***Lutealphase*** oder ***Gelbkörperphase:*** Sie beginnt nach dem Eisprung und dauert bis zum Beginn des nächsten Menstruationszyklus, in der Regel 12 bis 14 Tage. Während dieser Phase produzieren die Eierstöcke Progeste-

Der Menstruationszyklus der Frau

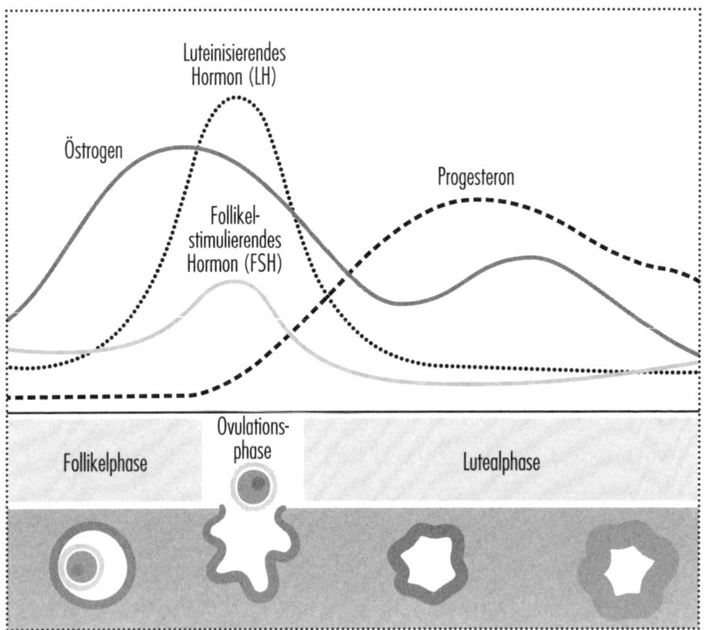

ron, das dazu beiträgt, die Dicke der Gebärmutterschleimhaut aufrechtzuerhalten, um eine Einnistung einer befruchteten Eizelle zu ermöglichen. Findet keine Befruchtung statt, sinken der Progesteron- und Östrogenspiegel, die Gebärmutterschleimhaut wird abgebaut und die Menstruationsblutung setzt ein. Der Zyklus beginnt von vorne.

Der Menstruationszyklus kann von verschiedenen Faktoren beeinflusst werden, darunter unter anderem Alter, Stress, Gewichtsveränderungen und bestimmte Krankheiten. Wenn unregelmäßige Menstruationszyklen oder Veränderungen im Menstruationsmuster wiederholt auftreten, ist es ratsam, einen Arzt aufzusuchen.

Wir sprechen von einem ovulatorischen Zyklus, wenn der Eisprung stattfindet und in der Folge Progesteron produziert wird, und von einem anovulatorischen Zyklus, wenn der Eisprung ausbleibt und daher kein Progesteron produziert wird. Im Falle eines anovulatorischen Zyklus dauert die Lutealphase weniger als 2 Wochen. In der Perimenopause treten anovulatorische Zyklen häufig auf. Sie führen zu starken und verlängerten Menstruationsblutungen sowie zur Bildung von Endometriumpolypen, also meist gutartigen Wucherungen in der Gebärmutter. Ursache dafür ist eine Östrogendominanz.

Ich möchte betonen, dass der normale Monatszyklus mit dem Eisprung zur Bildung von Östrogen und Progesteron führt, während die Blutung, die bei der Einnahme der Antibabypille auftritt, nichts mit der Menstruation zu tun hat. Hierbei handelt es sich um eine Blutung aufgrund eines Hormonmangels, es findet kein Eisprung statt. Die meisten oralen Verhütungsmittel unterdrücken nämlich den Eisprung und damit auch die Produktion von Progesteron.

Warum haben Frauen einen Eisprung?

Evolutionär betrachtet dient der Eisprung zweifellos der Fortpflanzung. Der Grund, warum der Eisprung aber auch dann wichtig ist, wenn wir kein Kind empfangen, liegt darin, dass durch ihn die Hormone Östrogen und Progesteron produziert werden. In den Kapiteln, die diesen beiden Hormonen gewidmet sind, werden wir ihre entscheidende Bedeutung verstehen.

Was bedeutet der Eisprung für die Frauen?

Der Eisprung ist wichtig für die Fortpflanzung, aber auch für die allgemeine Gesundheit. Frauen mit ovulatorischen Zyklen profitieren nicht nur in Bezug auf ihre Fruchtbarkeit, sondern auch und vor allem bei der Prävention von Herz-Kreislauf-Erkrankungen, Osteoporose, Demenz und Krebs, einschließlich Brustkrebs: Das Progesteron, das bei ovulatorischen Zyklen gebildet wird, reduziert nämlich das Risiko, an Brust- und Gebärmutterschleimhautkrebs zu erkranken – im Gegensatz zu den Gestagenen der herkömmlichen Hormonersatztherapie (HRT) und der Antibabypille, wie wir später noch erfahren werden (siehe Seite 178 – HRT und Brustkrebs). Jeder einzelne Eisprung ist deshalb eine Einzahlung auf unser Gesundheitskonto, weil er zum Aufbau von gesunden Muskeln und gesunden Knochen, eines gesunden Gehirns und einer guten Insulinsensitivität beiträgt. Und damit dies über Jahrzehnte hinweg geschehen kann, brauchen wir ovulatorische Zyklen, die gewissermaßen Hormone auf unser Gesundheitskonto einzahlen!

Warum haben manche Frauen keinen Eisprung?

Der Eisprung ist ein Prozess, der dem Körper viel Energie abverlangt. Ein monatlicher Eisprung bedeutet also, dass es uns gut geht. Oder umgekehrt: Wenn es uns gut geht, haben wir einen regelmäßigen Eisprung und eine regelmäßige Monatsblutung. Die Menstruation ist also ein Zeichen von guter Gesundheit.
Ein ausbleibender Eisprung kann mehrere Ursachen haben: Abgcklärt werden muss eine mögliche Hyperprolaktinämie. Prolaktion ist ein Hormon der Hirnanhangdrüse, zu hohe Werte können die Funktion der Eierstöcke beeinträchtigen. Auch die Schilddrüse kann für einen ausbleibenden Eisprung verantwortlich sein, weshalb ihre Funktion überprüft und Schilddrüsenerkrankungen ausgeschlossen werden müssen.
Ursachen für das Ausbleiben des Eisprungs sind sehr häufig auch die Antibabypille, das polyzystische Ovarialsyndrom und die hypothalamische Amenorrhö, die in den meisten Fällen auf Unter- oder Fehlernährung zurückzuführen ist. Diese ist nicht als Funktionsstörung zu betrachten, sondern als Schutzreaktion des Körpers: Wer nicht ausreichend ernährt ist, ist auch nicht in der Lage, eine Schwangerschaft zu bewältigen. Häufig wird die hypothalamische Amenorrhö als polyzystisches Ovarialsyndrom fehldiagnostiziert.

Wie sich Hormone gegenseitig beeinflussen

Viele Frauen wissen nicht, warum sie sich in den Wechseljahren oder in der Perimenopause unwohl fühlen. Sie wissen nicht, dass ein Ungleichgewicht der Sexualhormone die Ursache für ihre Beschwerden ist.

Um zu verstehen, was in dieser Phase mit uns Frauen passiert, ist es daher wichtig zu wissen, wie unsere Hormone funktionieren und dass alle Hormone miteinander interagieren wie die Instrumente in einem großen Orchester: Jedes Hormon hat seine eigene Funktion, aber wir fühlen uns am wohlsten, wenn alle Hormone optimal und im Gleichgewicht arbeiten. Wenn wir älter werden, reduzieren sich viele Hormonspiegel, und das Gleichgewicht gerät aus den Fugen. Es ist aber möglich, das Gleichgewicht wiederherzustellen, vor allem durch einen gesunden Lebensstil und die Ergänzung der fehlenden Hormone.

Östrogen, Progesteron, Testosteron

Östrogen – wobei es korrekter wäre, von Östrogenen zu sprechen, was ich im Folgenden erklären werde – und Progesteron sind wie Yin und Yang, gegensätzlich, aber komplementär. Es klingt kompliziert, deshalb werde ich es genauer erklären: Beide wirken auf unseren Organismus in entgegengesetzter Weise, obwohl das eine die Rezeptoren des anderen stimuliert und ein Überschuss des einen die Anzahl der Rezeptoren des anderen verringert. Beide steuern sowohl den Menstruationszyklus – wenn sie im Gleichgewicht sind, verläuft dieser regelmäßig und problemlos – als auch die weibliche Fruchtbarkeit. Bei einem Ungleichgewicht können Probleme wie unregelmäßige Zyklen, Unfruchtbarkeit und prämenstruelle Symptome auftreten. Östrogen fördert Wassereinlagerungen und stimuliert das Brust- und Gebärmutterschleimhautgewebe; Progesteron hingegen wirkt harntreibend, schützt vor fibrozystischer Mastopathie (gutartige Veränderungen des Brustgewebes) und hemmt die Aromatase, ein im Fettgewebe reichlich vorhandenes Enzym, das Testosteron in Östrogen umwandelt. Wenn also der Progesteronspiegel niedrig ist, steigt die Umwandlung von Testosteron in Östrogen erheblich an, was zu einem erhöhten Östrogenspiegel führt, während der Testosteronspiegel abnimmt. Umgekehrt, wenn der Progesteronspiegel hoch ist, wird die Umwandlung von Testosteron in Östrogen reduziert, und somit steigt der Testosteronspiegel.

Das Verhältnis zwischen Testosteron und Östrogen ist sehr empfindlich und hängt auch von der Menge des vorhandenen SHBG *(sexualhormonbindendes Globulin)* ab, dem Transportprotein, das Sexualhormone bindet, also ihr Taxi ist. Dabei muss man wissen, dass ein an sein Transportprotein gebundenes Hormon nicht in der Lage ist, seine Funktionen zu entfalten: Nur der freie Anteil der Hormone, prozentual der kleinere, ja ich würde sagen der winzigere Teil, ist aktiv.

Während der Perimenopause kommt es zu einer Verringerung des SHBG, was zu einem höheren Anteil von frei zirkulierendem Testosteron führt: Eine gesteigerte Libido und ein erhöhtes sexuelles Verlangen sind die Folge. Andere Faktoren, die die SHBG-Werte reduzieren können, sind eine verminderte Schilddrüsenfunktion, hohe Cortisol- und Insulinspiegel sowie Übergewicht.

Die orale Einnahme von Östrogen, wie es bei den meisten Formen der herkömmlichen Hormonersatztherapie (HRT) der Fall ist, kann zu einem Anstieg der SHBG-Werte führen und somit das frei zirkulierende Testosteron reduzieren. Daher kann die Antibabypille als mögliche Nebenwirkung eine Abnahme der Libido verursachen, was bei der transdermalen Östrogentherapie (über Gel oder Pflaster) nicht der Fall ist. Andere Faktoren, die die SHBG-Werte erhöhen können, sind der Anstieg von Schilddrüsenhormonen und Östrogenen – achten Sie auch auf Xenoöstrogene (siehe Seite 26 – Kapitel Östrogene) –, Rauchen und übermäßiger Kaffeekonsum.

Testosteron wird durch das Enzym 5-Alpha-Reduktase in Dihydrotestosteron (DHT) umgewandelt, das doppelt so stark wie Testosteron ist. Wird DHT im Übermaß gebildet, führt dies zur Ausprägung von männlichen Merkmalen, die uns weniger gefallen: dünner werdende Haarpracht oder fettige Haut, die zu Akne neigt. Die Aktivität der 5-Alpha-Reduktase kann durch Gewichtsverlust und den Verzehr von Leinsamen und grünem Tee reduziert werden, und falls dies nicht ausreicht, durch die Einnahme von Finasterid, einem Medikament, welches das Enzym hemmt.

Cortisol

Cortisol ist in der Lage, alle anderen Hormone zu beeinflussen: Es ist in mancher Hinsicht wie ein böser Kobold. Ein Überschuss an Cortisol stimuliert die Produktion von Aromatase und damit die Umwandlung von Testosteron in Östrogen. In Stresssituationen, die, wie wir später sehen werden, zu den wichtigsten Ursachen für eine erhöhte Cortisol-Produktion gehören, steigt daher der Östrogenspiegel. Gleichzeitig wird aufgrund des Cortisolüberschusses weniger Progesteron produziert, was zu einer Östrogendominanz führt. Dies kann auch Ursache für Unfruchtbarkeit (typisch in stressigen Phasen), erhebliche Wassereinlagerungen und menstruelle Blutungen sein.
Ein Überschuss an Cortisol reduziert auch die Funktion der Schilddrüse. Die Produktion von TBG *(Thyroxinbindendes Globulin)*, dem Transportprotein für das Schilddrüsenhormon Thyroxin (T4), steigt und die Umwandlung des inaktiven Hormons (T4) in das aktive (T3) wird verringert.
Cortisol ist der Gegenspieler von Testosteron, da es die Signalübertragung blockiert. In Stresssituationen können Symptome auftreten, die auf einen Testosteronmangel hindeuten. Dabei sind dessen Werte völlig normal – der Cortisolüberschuss ist die Ursache.

MEDIKAMENTE UND HORMONE

Einige Medikamente können den Spiegel der Sexualhormone negativ beeinflussen. Vor allem Antidepressiva der SSRI-Klasse (Selektive Serotonin-Wiederaufnahme-Hemmer) wie Fluoxetin, Sertralin oder Paroxetin neigen dazu, die Progesteronspiegel zu senken. Die Antibabypille und Statine (Cholesterinsenker) hingegen senken die Testosteronspiegel, was auch Auswirkungen auf das sexuelle Verlangen haben kann.

Die Schilddrüsenhormone

Die Schilddrüsenhormone haben eine größere Wirkung in Verbindung mit niedrigen Östrogenwerten. Hohe Östrogenwerte (Vorsicht vor Xenoöstrogenen!) können hingegen eine Schilddrüsenunterfunktion (Hypothyreose) verursachen.
Das aktive Schilddrüsenhormon (T3) regt die Eierstöcke zur Produktion von Progesteron an. Eine Schilddrüsenüberfunktion führt also zu hohen Progesteronwerten und niedrigen Östrogenwerten; umgekehrt führt eine Schilddrüsenunterfunktion zu niedrigen Progesteronwerten und einer Östrogendominanz.

Insulin

Die Funktion von Insulin – oder genauer gesagt, eine der Funktionen – besteht darin, überschüssige Glukose (Traubenzucker) aus dem Blut zu entfernen und in die Körperzellen zu leiten, wo sie zur Energiegewinnung bereitsteht. Östradiol, die stärkste Form des Östrogens, regt die Insulinsekretion an, der Blutzuckerspiegel wird gesenkt und der Zucker in die Zellen transportiert.

Glukose, die nicht in den Zellen verwertet wird, verwandelt sich jedoch in Speicherfett. Ein Östradiolmangel, wie er in den Wechseljahren häufig ist, kann zu einer Insulinresistenz führen: Die Zellen reagieren nicht mehr so empfindlich auf das Insulin, nehmen also weniger Zucker aus dem Blut auf. Dieses lagert sich folglich als Fett ab, besonders im Taillenbereich.

DIE HORMONE AUS DER NÄHE BETRACHTET

ÖSTROGENE: DIE KAISER UNTER DEN HORMONEN

Nein, das ist kein Tippfehler: Wenn Sie von Östrogenen im Plural hören, liegt das daran, dass es tatsächlich mehr als eins gibt. Denn zur Familie der Östrogene gehören Östradiol, Östron und Östriol, über die ich später sprechen werde.

Ich möchte hervorheben, dass Östrogene nicht allein arbeiten, sondern mit vielen Substanzen interagieren, sowohl mit Hormonen als auch mit Elementen außerhalb unseres Körpers (endokrine Disruptoren). Oft werden sie für Zustände verantwortlich gemacht, die durch diese endokrinen Disruptoren oder durch endokrine Ungleichgewichte verursacht werden, die nicht allein von den Östrogenen abhängen.

Wenn Sie noch einen Menstruationszyklus haben, werden die meisten Östrogene in den Eierstöcken produziert, in einem wellenartigen Rhythmus. Ein weiterer Ort für die Östrogensynthese ist das Fettgewebe, das während der Menopause zum Hauptort ihrer Produktion wird.

Wir sollten keine Angst vor Östrogenen haben! Aufgrund der ständigen Diskussionen über Östrogendominanz oder der Angst vor einer Hormonersatztherapie haben Östrogene einen Ruf erlangt, den sie nicht verdienen. Denn sie sind beispielsweise wichtig für Schlaf, Stimmung und Libido.

Bedenken Sie, dass Östradiol das Gehirn sowohl für Oxytocin, das Kuschel- und Liebeshormon, als auch für Dopamin, das Glückshormon, sensibilisiert und die Freisetzung von Serotonin auslöst, was wiederum die gute Laune und den Schlaf unterstützt. Es ist auch entscheidend für die Haut- und Kollagenproduktion, die Gesundheit von Knochen und Gelenken, die Insulinsensitivität und den Grundumsatz des Stoffwechsels, das Immunsystem, die Gehirnfunktionen und die Herzgesundheit. Nicht schlecht, oder?

Zu wenig Östradiol kann Depressionen und schwere Schlafprobleme verursachen, weshalb die Einnahme von Östrogenen diese Symptome lindern kann. Zusammenfassend gesagt ist Östradiol ein unverzichtbares, lebenswichtiges und belebendes Hormon.

Alle Östrogene werden in verschiedene Metaboliten verstoffwechselt, die je nach Typ positive oder negative Wirkungen haben können.

Zur Gruppe der Östrogene zählen:

- ***E1 (Östron)*** ist die Speicherform aller Östrogene, da es in Östradiol umgewandelt wird, das wiederum in Östron zurückverwandelt werden kann. Östron ist das dominierende Östrogen im Fettgewebe von Frauen in den Wechseljahren. Es ist auch am stärksten mit Brustkrebs assoziiert. Übergewichtige und fettleibige Frauen haben daher ein viel höheres Risiko, an Brustkrebs zu erkranken, als normalgewichtige Frauen, da sie aufgrund des größeren Fettgewebes höhere Östronwerte haben.
- ***E2 (Östradiol)*** ist die Hauptform von Östrogen, die von unseren Eierstöcken vor den Wechseljahren produziert wird. Es ist nicht mit einem erhöhten Risiko für Brustkrebs verbunden; tatsächlich verringert Östradiol während der Wechseljahre und auch noch mehrere Jahre

danach das Risiko, an Brustkrebs zu erkranken. Leider kann Östradiol, wie gerade erwähnt, in Östron umgewandelt werden, weshalb es vorteilhaft ist, es mit Östriol zu kombinieren.

- *E3 (Östriol)* ist die Form von Östrogen, die unser Körper in großen Mengen während der Schwangerschaft produziert. Es verringert unser Risiko, an Brustkrebs zu erkranken. Es wird weder in Östradiol noch in Östron umgewandelt. Östriol ist das schwächste Östrogen in der Östrogenkette mit einer ausgeprägten Wirkung auf die Schleimhäute (Vagina, Mundhöhle, Augen ...); es wird daher in Präparaten zur lokalen Behandlung von vaginalen Beschwerden in Form von Zäpfchen oder Cremes verwendet, die direkt in die Vagina eingeführt werden. Sie können es auch Off-Label in der Augenpartie auftragen, es hilft dann gegen trockene Augen.

Neben den Östrogenen, die wir selbst produzieren, gibt es auch andere Substanzen, die eine östrogenähnliche Funktion haben:

- ***Phytoöstrogene*** – abgeleitet von Pflanzen wie Soja und Rotem Klee – unterscheiden sich von unseren Östrogenen und haben eine viel schwächere Wirkung. Einige Frauen können jedoch die Wechseljahresbeschwerden erfolgreich in den Griff bekommen, indem sie nur Phytoöstrogene einnehmen.
- ***Xenoöstrogene*** – wortwörtlich „fremde Östrogene", vom griechischen Wort *xenos* für „fremd" – sind künstlichen Ursprungs und haben ähnliche östrogene Wirkungen. Es sind industrielle Substanzen, die das Verhalten von Östrogenen in unserem Körper imitieren, indem sie sich an Östrogenrezeptoren binden. Daher kann es vorkommen, dass bei der Einnahme von Xenoöstrogenen die Östradiolwerte im Blut normal sind, obwohl Sie den-

noch Symptome eines Östrogenüberschusses aufweisen, wie das Auftreten von Menstruationsblutungen.

Xenoöstrogene finden sich in vielen Pestiziden (Glyphosat und andere), in Industriechemikalien wie den polychlorierten Biphenylen (PCB), in Parfüms, Cremes, Nagellacken, in Obst und Gemüse, das Pestiziden ausgesetzt ist, in Kunststoffen (Lebensmittelverpackungen, Plastikbehälter für Lebensmittel, in Bisphenol A, das in Kunststoffen enthalten ist), in Phthalaten, die im Teflon von Pfannen enthalten sind, in den Partikeln von Spanplatten, in Teppichen ... Schließlich finden wir sie auch in Millionen von Frauen, die die Antibabypille einnehmen; ihr Urin gelangt in die Abwässer, sodass wir unfreiwillig auch eine Mikrodosis dieser Hormone aufnehmen: Es ist, als würden wir eine Antibabypille pro Jahr einnehmen. Beunruhigend, nicht wahr? Xenoöstrogene können sehr stark und giftig sein und werden im Gegensatz zu natürlichen Hormonen nicht gänzlich aus dem Körper ausgeschieden, sondern neigen dazu, sich in unseren Geweben anzusammeln.

WERTE VON ÖSTRADIOL IM BLUTTEST

Die optimalen Laborwerte für Östradiol, die mit einem Bluttest festgestellt werden können, sind:

- 20–80 pg/ml, am 2. oder 3. Tag des Menstruationszyklus
- 150–350 pg/ml, zum Zeitpunkt des Eisprungs
- Es ist wichtig, den Östradiolwert während der Postmenopause auf über 50 pg/ml zu erhöhen, um größere Vorteile für das Gehirn und die Knochen zu erzielen.

Symptome von Östrogenmangel oder -überschuss

Ein hormonelles Ungleichgewicht äußert sich – je nachdem, ob es sich um eine Östrogendominanz oder einen -mangel handelt – in unterschiedlichen Symptomen.

Östrogenüberschuss oder Östrogendominanz

Die Hauptsymptome sind:

- Schwellungen, Wassereinlagerungen
- Starke Menstruation oder Blutungen nach der Menopause
- Schnelle Gewichtszunahme, insbesondere an Hüften und Gesäß
- Vergrößerung der Brust und/oder Brustspannen
- Myome in der Gebärmutter, Endometriose oder schmerzhafte Menstruationen
- Stimmungsschwankungen, prämenstruelles Syndrom, Depression, Reizbarkeit, Angst

Diese Symptome sind insbesondere im gebärfähigen Alter mit einem Progesteronmangel verbunden, wie er beispielsweise während der Perimenopause auftritt. Ein Progesteronmangel geht dann mit erhöhten Östrogenspiegeln einher. In der Tat kommt ein Östrogenüberschuss häufiger vor als ein Mangel, auch wenn die entsprechenden Symptome schwer zu unterscheiden sind. Ich erinnere daran, dass während der Perimenopause, immerhin ein Zeitraum, der auch Jahre dauern kann und der Menopause vorausgeht, das erste Hormon, das einen Mangel aufweist, Progesteron ist.

Darüber hinaus unterdrückt ein Östrogenüberschuss die Schilddrüsenaktivität, was zu Müdigkeit und anderen Symptomen führen kann, die mit niedrigen Östrogenspiegeln verwechselt werden können. Ein Östrogenüberschuss kann auch die Qualität und Häufigkeit von Orgasmen sowie das sexuelle Verlangen verringern, da er die Testosteronspiegel senkt.

Progesteron wird hauptsächlich von den Eierstöcken produziert, während Östrogene auch in den Fettzellen hergestellt werden können. Leider, wie bereits erwähnt, finden wir sie in Hülle und Fülle auch in unserer Umgebung durch Xenoöstrogene. Ein Mangel an Progesteron wird durch unseren hektischen Lebensstil verschärft: Wir sind immer in Eile ... Haus, Arbeit, Kinder, Eltern, Einkauf ... Dieser chronische Stress führt zu einer erhöhten Ausschüttung von Cortisol und folglich zu einem Rückgang von Progesteron.

Cortisol wird aus Progesteron gebildet, also:

viel Cortisol = weniger Progesteron

Eine weitere Ursache für die Abnahme der endogenen Progesteronproduktion ist die Einnahme von Östrogen-Progestin-Kombinationspräparaten (die Antibabypille): Praktisch legt die Pille die Eierstöcke auf Eis.

Das ist die Erklärung, warum wir ab etwa 30 bis 35 Jahren zu niedrige Progesteronwerte und die damit verbundenen Beschwerden haben.

Die Östrogenwerte sind bei übergewichtigen Frauen nach den Wechseljahren 50- bis 100-mal höher als bei schlanken Frauen, da auch Fettzellen Östrogene produzieren. Das erklärt das höhere Risiko für Brustkrebs, das mit Übergewicht verbunden ist. Die Gewichtszunahme steht auch mit Gebärmutterkrebs in Verbindung: 40 Prozent der Frauen mit Gebärmutterkrebs sind fettleibig.

Berücksichtigen Sie auch, dass Übergewicht und mangelnde körperliche Aktivität den Insulinspiegel erhöhen und folglich eine Insulinresistenz verursachen. Es entsteht ein Teufelskreis: Chronisch erhöhtes Insulin erhöht den Östrogenspiegel, der wiederum den Insulinspiegel und damit die Insulinresistenz erhöhen, was zu Gewichtszunahme führt, die wiederum dazu führt, dass mehr Östrogene produziert werden. Da beißt sich die Katze in den Schwanz.

Nach den Wechseljahren haben übergewichtige Frauen konstant höhere Östrogenspiegel. Auch aufgrund der höheren Wahrscheinlichkeit, diese aus Testosteron durch das Enzym Aromatase zu produzieren, und weil Fettleibigkeit das Sexualhormon-bindende Globulin senkt, sind die freien Östrogene im Blut in größerer Menge vorhanden.

WIE KANN CORTISOL EINE ÖSTROGENDOMINANZ VERURSACHEN ODER VERSCHLECHTERN?

Progesteron entsteht direkt aus Pregnenolon, welches aus Cholesterin gebildet wird. Und dieses wiederum ist die Hauptvorstufe aller Sexualhormone. Progesteron ist die Vorstufe von Cortisol. Wir wissen, dass Cortisol – produziert von den Nebennieren – das wichtigste Stresshormon ist. Wenn wir chronisch gestresst sind, benötigt der Körper größere Mengen an Cortisol und bezieht es direkt aus seinen Prohormonen, nämlich aus Pregnenolon und Progesteron. Was folgt daraus? Der Körper produziert weniger Progesteron und da Progesteron und Cortisol um die Progesteronrezeptoren konkurrieren, blockieren hohe Cortisolspiegel die Progesteronrezeptoren: Im Laufe der Zeit sinkt die Menge an Progesteron und das Ergebnis ist eine Östrogendominanz. Auch wenn der Progesteronspiegel bei einem Bluttest normal sein sollte, wären die Symptome dennoch auf Progesteronmangel zurückzuführen bzw. auf Östrogenüberschuss, weil Progesteron nicht in der Lage ist, sich an den vom Cortisol besetzten Rezeptor zu binden und somit in den Zellkern einzudringen. Deshalb haben wir vor allem in der prämenstruellen Phase Stimmungsschwankungen mit verminderter Stressresistenz, Angst und Unruhe. Weil Progesteron eine stark harntreibende Wirkung hat, verursacht ein Mangel also eine Ansammlung von Wasser im Körper und Brustspannen. Jetzt verstehen Sie, wie wichtig eine effiziente Stressbewältigung – kein oder weniger Stress wäre definitiv besser – ist, um Cortisol zu regulieren, aber vor allem, um Auswirkungen auf das Gleichgewicht anderer Hormone wie Progesteron und Östrogen zu vermeiden. Erinnern Sie sich an das Orchester? Nun, genau so ist es!

Östrogenmangel

Bekannte Symptome:

- Nachtschweiß und/oder Hitzewallungen
- Schlafstörungen, häufiges Erwachen
- Hängende Brüste oder Brustvolumenabnahme
- Gelenkschmerzen
- Knochenmasseverlust
- Scheidentrockenheit, trockene Augen, trockener Mund
- Libidoverlust
- Falten

Weniger bekannte Symptome:

- Stimmungsschwankungen
- Depression, auch begleitet von Angst und Apathie
- Gedächtnisschwäche und Konzentrationsstörungen

- Juckreiz in den Ohren oder am ganzen Körper
- Schwindel
- Tinnitus oder Ohrgeräusche
- Störungen des Geschmacksinns (ungewöhnlicher Geschmack im Mund)
- Unangenehmer Geruch von Schweiß und/oder im Intimbereich
- Strapaziertes und plattes Haar

WIE KÖNNEN SIE IHREN ÖSTROGENSPIEGEL VERBESSERN?

- **Vermeiden Sie Koffein:** Kaffee senkt die Östradiolspiegel bei Frauen vor den Wechseljahren.
- **Streichen Sie Gluten vom Speiseplan:** Es besteht ein Zusammenhang zwischen Glutenempfindlichkeit und einer reduzierten Eierstockreserve.
- **Nehmen Sie Leinsamen oder Leinsamenpräparate ein:** Sie enthalten Lignane, eine Form von Phytoöstrogenen, die positive Auswirkungen auf Hitzewallungen haben können.
- **Nehmen Sie Vitamin E ein:** Es ist nützlich, um Hitzewallungen, vaginaler Trockenheit und Stimmungsschwankungen entgegenzuwirken.
- **Magnesium sollte immer zur Hand sein:** Es wirkt sich positiv auf Hitzewallungen, Schlafqualität, Müdigkeit und Angst aus. Wichtig ist, die Form zu finden, die Sie am besten vertragen. Die Formen Magnesiumbisglycinat, Magnesiumpicolinat und Magnesiumglycerophosphat werden gemeinhin am besten vertragen.
- **Nehmen Sie Maca ein:** Dieses aus Peru stammende Kraut erhöht die Östradiolspiegel bei Frauen in den Wechseljahren und wirkt sich positiv auf Schlaflosig-

keit, Depression, Gedächtnis, Konzentration, Energie, Hitzewallungen, Libido und vaginale Trockenheit aus. Ich empfehle eine Dosierung von 2 g am Tag.

Einige von Ihnen kennen leider die Höllenqualen, die durch einen plötzlichen und drastischen Abfall der Östrogenwerte entstehen können (nach einer chirurgischen Entfernung der Eierstöcke, manchmal nach plötzlichem Absetzen der Antibabypille oder einer Hormonersatztherapie). Die Symptome in diesen Fällen sind ziemlich plötzlich und intensiv. Ich glaube, keine Frau sollte sie ertragen müssen. Deshalb halte ich die Verwendung eines niedrig dosierten transdermalen bioäquivalenten Östrogens, möglicherweise in Kombination mit Östriol (dem Östrogen der Schleimhäute), sowie die Einnahme von mikronisiertem Progesteron in Kapseln für nützlich.

Ein paar Worte zum Östrogenstoffwechsel

Ich werde mich kurzhalten, denn der Stoffwechsel der Östrogene ist wirklich sehr komplex. Man könnte stundenlang darüber sprechen und ein eigenes Buch darüber schreiben.
Um das hormonelle Gleichgewicht aufrechtzuerhalten, ist es entscheidend, dass der Körper Östrogene verstoffwechselt. Östron und Östradiol müssen neutralisiert und wasserlöslich gemacht werden, um mit dem Urin und dem Stuhl ausgeschieden werden zu können. Diese Inaktivierung von Östrogenen findet rund um die Uhr in unserer Leber statt.
Dies geschieht in zwei Phasen:

- Phase I: Hydroxylierung
- Phase II: Konjugation

Die Verstoffwechselung der Östrogene

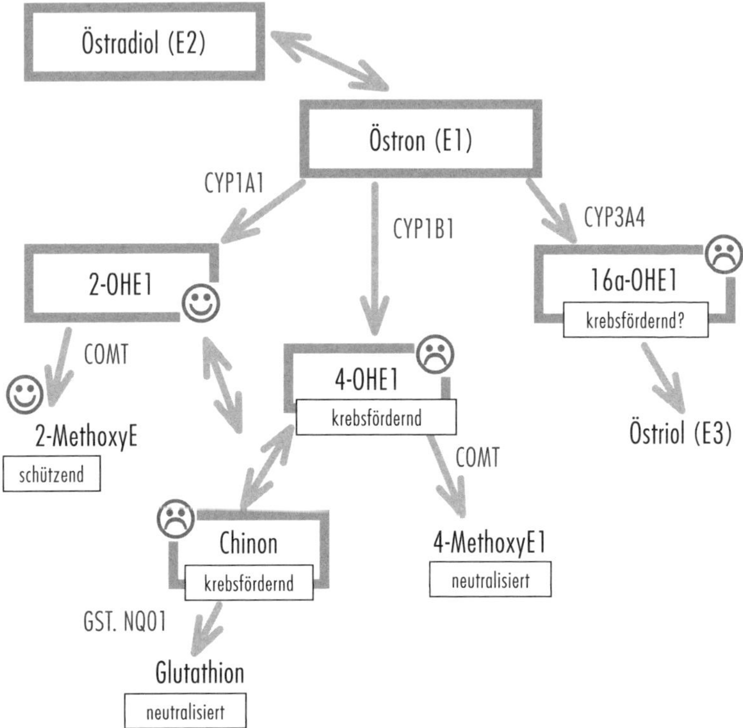

Die Hydroxylierung erfolgt, wenn Östradiol und Östron in andere Östrogenformen umgewandelt werden, indem eine Hydroxylgruppe (-OH) hinzugefügt wird.

Die Konjugation tritt auf, wenn die Leber Östradiol und Östron mit Glucuronsäure verbindet, die natürlicherweise in unserem Körper vorkommt. Dieser Prozess ermöglicht es den Östrogenen, leichter über Galle, Stuhl und Urin ausgeschieden zu werden.

Wenn Phase I beeinträchtigt ist, sammelt sich eine übermäßige Menge an Östrogenen im Blut an und kann krebserregend werden: Akkumulierte Östrogene können Brustkrebs, Gebärmutterkrebs oder Gebärmutterhalskrebs bei Frauen und Prostatakrebs bei Männern verursachen.

Wenn Phase II beeinträchtigt ist, werden einige Östrogene ausgeschieden, jedoch nicht genug: Der Überschuss an Östrogenen zirkuliert weiterhin im Körper, was zu Problemen bei der Regulierung ihrer Spiegel führt. Die Metaboliten 2-OH und 4-OH werden über das Enzym COMT und Magnesium als Cofaktor methyliert und zu 2-Methoxy und 4-Methoxy. Auf diese Weise wird das Östrogen neutralisiert. Deshalb ist es wichtig, Vitamin B12 und Methylfolat (das eine Methylgruppe abgibt) sowie Cholin, Zink, die Vitamine B2 und B3 sowie Magnesium einzunehmen.

Ich möchte auch die Bedeutung eines gut funktionierenden Darms mit einem leistungsstarken Mikrobiom hervorheben. Der Begriff „Östrobolom" wurde geprägt, um den Komplex von Darmenzymen zu beschreiben, die am Entgiftungsprozess der Östrogene beteiligt sind. Tatsächlich kann das Mikrobiom Enzyme (Sulfatase und Glucuronidase) erzeugen, die Östrogene wasserlöslich und somit bereit zur Ausscheidung machen. Wenn Sie unter Verstopfung, Darmdysbiose oder Gallenblasenstörungen leiden, seien Sie vorsichtig! Dies kann die Neutralisierung von Östrogenen beeinträchtigen. Aus diesem Grund ist die Aufrechterhaltung einer angemessenen Darmfunktion auch für die Regulierung der Östrogenspiegel und die Vorbeugung von Symptomen, die mit einem Ungleichgewicht verbunden sind, von grundlegender Bedeutung.

WIE KANN MAN DIE ÖSTROGENENTGIFTUNG UNTERSTÜTZEN?

- **Achten Sie auf Ihre Darmgesundheit,** indem Sie Dysbiose, Leaky-Gut-Syndrom oder einer Dünndarmfehlbesiedelung (SIBO) vorbeugen oder behandeln.
- **Vermeiden Sie Alkohol** oder reduzieren Sie seinen Konsum drastisch.
- **Achten Sie auf Phytoöstrogene.** Sie können sowohl östrogen- als auch antiöstrogene Wirkungen haben. Das bedeutet, dass einige Phytoöstrogene östrogenähnliche Wirkungen haben und die Östrogenspiegel im Körper erhöhen, während andere ihre Wirkungen blockieren und die Spiegel senken.
- **Erhöhen Sie den Ballaststoffkonsum,** da sie die Aufnahme von Östrogenen reduzieren.
- Fügen Sie **fermentierte Lebensmittel** (Präbiotika) wie Kefir, Sauerkraut, Kimchi Ihrer Ernährung zu.
- **Verwenden Sie Heilpflanzen** wie Mariendistel, Artischocke und Löwenzahn, die die Leberfunktion stimulieren.
- **Trinken Sie mehr!** Versuchen Sie, täglich 8 bis 10 Gläser Wasser zu trinken.

Wann ist eine Blutentnahme zur Messung des Östradiolspiegels sinnvoll?

Bevor eine Blutentnahme durchgeführt wird, ist es wichtig zu wissen:

- Haben Sie noch die Periode? Wenn ja, ist sie regelmäßig oder unregelmäßig?
- Sind Sie in den Wechseljahren?

- Haben Sie Amenorrhö (Ausbleiben der Periode für mehr als 3 Monate)?

Wenn Sie noch Ihre Menstruation haben, ist es wichtig zu wissen, in welcher Phase Ihres Zyklus Sie sich befinden.
Wenn Sie sich in der perimenopausalen Phase mit einem völlig unregelmäßigen Zyklus befinden, ist es oft nahezu unmöglich, den richtigen Zeitpunkt für die Blutentnahme zu treffen.
Wenn Sie bereits in den Wechseljahren sind und Ihre Periode seit über 12 Monaten ausgeblieben ist, können Sie zu jedem Zeitpunkt eine Blutentnahme durchführen.
Bei vorhandener Menstruation werden in den ersten 2 bis 4 Tagen des Zyklus das follikelstimulierende Hormon (FSH) und das Östradiol getestet.
Aber Vorsicht: Hohe Östradiolwerte können auch bei sehr niedrigen FSH-Werten auftreten, entsprechen aber nicht den Tatsachen! Dies ist besonders wichtig bei Fruchtbarkeitsproblemen. Denken Sie immer auch an Xenoöstrogene! (siehe Seite 26).
Wenn neben Östradiol auch Progesteron getestet wird, ist es besser, die Blutabnahme in der Lutealphase, also etwa eine Woche vor der erwarteten Menstruation, durchzuführen, wenn die Progesteronwerte hoch und die Östradiolwerte mittelhoch sind.
Wenn die Menstruation jedoch unregelmäßig oder ausbleibend ist, Sie aber weder in den Wechseljahren noch in der perimenopausalen Phase sind, sollte die Ursache für das Ausbleiben der Periode ermittelt werden.
Ich erinnere daran, dass die häufigste Ursache für das Ausbleiben der Blutung das polyzystische Ovarialsyndrom ist, gefolgt von sekundärer Amenorrhö, die bei Frauen auftritt, die Leistungssport betreiben oder unter Essstörungen, erheblichem Stress, Schilddrüsenerkrankungen, hohem Prolaktinspiegel usw. leiden.
Also: Zuerst die Ursache suchen, dann handeln!

Warum ist es hilfreich, die Östrogenspiegel zu kennen?

Die Kenntnis des Östradiolspiegels ist sehr hilfreich, um beurteilen zu können, ob eine Hormontherapie angemessen und passend ist. Wenn er zu niedrig ist, besteht weiterhin ein erhöhtes Risiko für Herzkrankheiten, Osteoporose, Diabetes und Demenz. Im Vergleich zu Frauen, die älter sind, benötigen jüngere Frauen in den Wechseljahren oft höhere Östrogendosen in der Hormontherapie, um physiologische und damit wirksame Östradiolspiegel zu erreichen.

Warum sind manchmal höhere Östrogendosen erforderlich als üblich?

Einige Frauen benötigen in der Hormonersatztherapie höhere Östrogendosen als andere. In jedem Fall handelt es sich jedoch nicht um gefährliche Hormondosierungen, sondern um Dosierungen, die dazu dienen, ihre Symptome zu lindern und ihre Gesundheit zu schützen.

Einige Frauen nehmen Östrogene in Form von Gels, Pflastern, Cremes oder Sprays möglicherweise nicht so leicht auf wie andere, daher benötigen sie eventuell eine höhere Dosis an Östradiol, damit es durch die Haut eindringen und in den Blutkreislauf gelangen kann. Manchmal macht der Wechsel des Produkts einen Unterschied: Wenn das Pflaster nicht richtig funktioniert, versuche ich es mit einer Creme oder einem Gel.

Dann gibt es Frauen, die Hormone unterschiedlich verstoffwechseln; sie benötigen daher oft höhere Dosierungen, um angemessene Hormonspiegel zu erreichen. In der Medizin ist es üblich, unterschiedliche Medikamentendosierungen zu verwenden und sie an die Frauen anzupassen. Dies gilt insbesondere für bioäquivalente Hormone. Beispielsweise nehmen Frauen mit einer Schilddrüsenunterfunktion (Hypothyreose) unterschiedliche Dosierungen von Thyroxin ein, um ihre Schilddrüsenhormone zu normalisieren. Kurz gesagt: Die Hormondosis muss je nach Bedarf und klinischem Bild angepasst werden, und das kann sich im Laufe der Zeit ändern, auch bei derselben Person. Deshalb kann es hilfreich sein, die Hormonspiegel durch eine Blutabnahme zu messen, um die wirksamste und angemessenste Hormonersatztherapie-Dosis ermitteln zu können.

Da sich die Hormone von Tag zu Tag sehr stark verändern können, ist es immer wichtig, das gesamte klinische Bild zu berücksichtigen, insbesondere wie sich eine Frau fühlt und wie sich ihre Symptome im Laufe der Zeit verändern, und diese Informationen zu nutzen, um den besten hormonellen Weg zu wählen.

DIE FUNKTIONEN DER ÖSTROGENE IN KÜRZE

- Sie fördern das Wachstum der Gebärmutterschleimhaut während der ersten Hälfte des Menstruationszyklus, auch bekannt als Follikelphase.
- Sie begünstigen Wassereinlagerungen, insbesondere in den Gliedmaßen und in der Brust.
- Sie halten die Vagina feucht.
- Sie stimulieren die Produktion von Haut- und Gewebekollagen.
- Sie tragen zur Brustentwicklung bei.
- Sie regulieren Emotionen und Stimmung.
- Sie schützen vor Arteriosklerose.
- Sie stärken die Knochen.
- Sie schützen das Gehirn.

PROGESTERON: DAS ZEN-HORMON

Progesteron wird in der zweiten Hälfte des Menstruationszyklus nach dem Eisprung im Eierstock produziert. Bis dahin befindet sich die Eizelle innerhalb eines Eibläschens, des sogenannten Follikels. Beim Eisprung platzt der Follikel und gibt die Eizelle frei, die dann über den Eileiter Richtung Gebärmutter wandert. Aus dem Follikel entsteht der Gelbkörper, der Progesteron produziert, das deshalb auch das Gelbkörperhormon genannt wird. Dieses bereitet die Gebärmutter auf eine Schwangerschaft vor, unter anderem indem die Durchblutung der Schleimhaut verstärkt wird.

Progesteron hat eine erhebliche harntreibende Wirkung, die Wassereinlagerungen entgegenwirkt.

Das Hormon der Ruhe und der Gelassenheit

Progesteron sorgt für Ausgeglichenheit, Gelassenheit und Kontrolle, da es über seinen Metaboliten Allopregnanolon auf die GABA-Rezeptoren im Gehirn wirkt und damit beruhigende und schlaffördernde Effekte hat. Diese Wirkung ähnelt der von Schlafmitteln, Angstlösern und Alkohol, die alle auf dieselben GABA-Rezeptoren einwirken – nur mit dem Unterschied, dass Progesteron keinen Kater nach sich zieht.

GABA ist der wichtigste hemmende (inhibitorische) Neurotransmitter im Gehirn, der uns durch seine entspannende Wirkung vor Überstimulation schützt. Frauen mit Schlafproblemen, die zwischen 2 und 4 Uhr morgens aufwachen und sich beim Erwachen müder fühlen als beim Zubettgehen, leiden höchstwahrscheinlich an einem Progesteronmangel.

Progesteron und das Gehirn

Die zahlreichen Eigenschaften von Progesteron sind faszinierend und werden unterschätzt. So können die Gehirnzellen höhere Konzentrationen von Progesteron und Testosteron aufweisen als das Blut. In unserem Gehirn wären nicht so viele Progesteronrezeptoren, wenn Progesteron und Testosteron nicht eine wichtige Funktion für Nervensystem und Gehirnfunktion erfüllen würden. Denken Sie immer daran, dass die Natur nichts ohne einen bestimmten Grund tut.
Frauen, die mit Progesteron behandelt werden, berichten von einer erhöhten Konzentrationsfähigkeit und anderen mentalen Verbesserungen. Gar nicht zu reden von erholsamem Schlaf und Gelassenheit – wir alle wissen, wie sehr wir das brauchen. Doch mit der Zeit, bereits ab dem 35. Lebensjahr, ist Progesteron eines der ersten weiblichen Hormone, das abnimmt.

Symptome eines Progesteronmangels

Die Hauptsymptome sind:

- Prämenstruelles Syndrom
- Unregelmäßige Menstruationszyklen
- Starke Menstruationsblutungen
- Gespannte Brust
- Ängste, Panikattacken, Reizbarkeit

- Schlaflosigkeit, insbesondere kurz vor der Menstruation
- „Brain fog“ (Gefühl des „Gehirnnebels“ mit Konzentrations- und Orientierungsproblemen, mentaler Erschöpfung, Antriebslosigkeit)
- Fruchtbarkeitsprobleme

Ein Progesteronmangel kann auch zu einem Anstieg des Östrogenspiegels führen (Östrogendominanz). Dieser kann das sexuelle Verlangen verringern, zur Gewichtszunahme beitragen oder zu starken Blutungen führen. Die gute Nachricht ist, dass ein Progesteronmangel leicht zu korrigieren ist – wenn man weiß, was zu tun ist.

Die Fruchtbarkeit und der Menstruationszyklus werden weitgehend durch Progesteron kontrolliert.

Stress ist oft die Ursache für einen niedrigen Progesteronspiegel. Inzwischen wissen wir, dass unser Körper bei Stress mehr Cortisol produziert, das mit Progesteron und seinen Rezeptoren konkurriert. Dies kann zu anovulatorischen Zyklen führen.

Denken Sie daran:

kein Eisprung =
keine Produktion von Progesteron

MÖGLICHE URSACHEN FÜR NIEDRIGE PROGESTERONSPIEGEL IM GEBÄRFÄHIGEN ALTER

- Perimenopause
- Polyzystisches Ovarialsyndrom
- Schilddrüsenerkrankungen (sowohl Unter- als auch Überfunktion)

- Medikamente wie die Antibabypille und die Hormonspirale
- Übermäßige körperliche Aktivität
- Chronischer Stress
- Stillen
- Prolaktin-produzierende Hypophysengeschwulst (Hypophysenadenom)
- Signifikante Gewichtsveränderungen

WAS TUN BEI NIEDRIGEN PROGESTERONSPIEGELN

- **Stress reduzieren:** Ich weiß, man kann es nicht mehr hören, aber Stress beeinflusst unsere Hormone wirklich sehr stark!
- **Atemübungen,** Dankbarkeitspraktiken, Beten, Lesen, Yoga, Spaziergänge, am besten in der Natur – all das trägt dazu bei, Cortisolspiegel zu senken und ist förderlich für unser Progesteron.
- **Für die Gesundheit der Nebennieren sorgen.** Bedenken Sie, dass die Funktion der Nebennieren und Progesteron eng miteinander verbunden sind.
- **Die Einnahme eines liposomalen GABA-Ergänzungsmittels** kann Angstzustände lindern. Zusätzlich können Magnesium, Vitamin C und B-Vitamine eingenommen werden. Auch Mönchspfeffer kann hilfreich sein; falls dieser nicht ausreicht, sollte die Verwendung einer Creme mit bioäquivalentem Progesteron oder die orale Ergänzung mit mikronisiertem Progesteron in Betracht gezogen werden.

TESTOSTERON: DER KÖNIG UNTER DEN HORMONEN

Viele von euch, ja zu viele, denken, dass Testosteron das „männliche“ Hormon ist. Das ist zwar richtig, aber auch wir Frauen produzieren es. In der Tat produzieren wir vor den Wechseljahren dreimal mehr Testosteron als Östrogen. Erstaunlich, nicht wahr?

Bei Frauen fördert Testosteron die körperliche und geistige Stärke: Es macht uns durchsetzungsfähig, selbstbewusst, schnell in der Entscheidungsfindung, und es ist grundlegend für unsere Gesundheit, für das Gehirn und für Vitalität und Sexualität. Sein Produktionshöhepunkt wird mit 18 bis 20 Jahren erreicht: Deshalb ist das sexuelle Verlangen in diesem Zeitraum am höchsten. Schon mit 40 Jahren wird um 50 Prozent weniger Testosteron produziert, was die Minderung der Libido erklärt, die viele Frauen in der Perimenopause beklagen, manchmal sogar früher. Wurden bei einer Frau die Eierstöcke entfernt, sinkt der Testosteronspiegel um 80 Prozent. Denn die Eierstöcke produzieren in etwa die Hälfte des im Körper zirkulierenden Testosterons, während der Rest aus den Nebennieren stammt, wo es in der retikulären Zone zusammen mit anderen Androgenhormonen (DHEA und Androstendion) produziert wird. Im gebärfähigen Alter tritt eine Testosteron-Spitze um den Eisprung herum auf,

um das sexuelle Verlangen in der Phase der erhöhten Empfängniswahrscheinlichkeit zu steigern.
Testosteron reist im Körper an ein Transportprotein gebunden, das als Taxi fungiert (SHBG), nur 2 Prozent des Hormons zirkulieren frei. Die Antibabypille verursacht eine verstärkte Bindung von Testosteron an sein Taxi und damit eine verringerte Zirkulation seiner freien Form: Dies erklärt den möglichen Rückgang des sexuellen Verlangens bei Frauen, die sie einnehmen.
Anzeichen eines niedrigen Testosteronspiegels können depressive Verstimmungen sein, Blässe, Muskel- und Gewebeschwäche (Vorsicht bei Krampfadern!), aber auch eine Neigung zu Sarkopenie, d.h. zum Verlust von Muskelmasse und -kraft, der mit dem Alterungsprozess des menschlichen Körpers verbunden ist. Auch eine verstärkte kyphotische Haltung (Rundrücken) sowie Atrophie (Gewebeschwund) der großen Schamlippen im Bereich der äußeren Geschlechtsorgane können auf niedrige Testosteronwerte hinweisen. Wichtig zu wissen ist auch, dass die Skelettmuskulatur signifikant mit Testosteron korreliert, das bei Frauen die fettfreie Masse erhöht und Bauch-, Gesäß- und Gesamtfett reduziert.

Testosteron und das Gehirn

Lassen Sie uns genauer betrachten, welche entscheidende Rolle Testosteron im zentralen Nervensystem spielt: Es ist wichtig für die Stabilisierung unserer emotionalen Verfassung und des sexuellen Verlangens, es steigert die Lebensenergie und Durchsetzungsfähigkeit, reguliert den Bereich, der für Instinktprozesse zuständig ist, und stimuliert den kognitiven Bereich in Synergie mit Östrogenen. Es ist auch eine wichtige Unterstützung für motorische Funktionen, da es den Gehirnbereich aktiviert, der die Bewegung koordiniert, und Kraft, Leistung und Muskelelastizität unterstützt. Im Gehirn wird Testosteron durch das

Enzym Aromatase in Östradiol umgewandelt, das positiv auf die Nervenzellen wirkt, ihre Funktion verbessert und ihre Reparatur unterstützt. Außerdem fördert es die Verbindung zwischen Neuronen und unterstützt die Funktion der Gliazellen.
Die männlichen Sexualhormone (Androgene) sind auch entscheidend für den kognitiven Bereich, da sie Aufmerksamkeit, Konzentration, Gedächtnis und Klarheit unterstützen. Deshalb verdreifacht sich bei Frauen, deren Eierstöcke vor dem 40. Lebensjahr entfernt wurden, das Demenzrisiko.
Testosteron macht uns empfindlicher für Gerüche; Frauen haben oft eine bessere Geruchsempfindlichkeit als Männer und nehmen während des Eisprungs viel mehr Gerüche wahr, während nach den Wechseljahren unsere Geruchsfähigkeit der männlichen entspricht.

Testosteron und Sexualität

Die männlichen Sexualhormone spielen auch für die Sexualität eine entscheidende Rolle und lösen das sexuelle Verlangen aus, indem sie die mentale Erregung und die körperliche Antwort darauf aktivieren, sowohl was die vaginale Befeuchtung als auch die Klitoris- und Schwellkörperstauung betrifft. Darüber hinaus sind Brustwarzen und Klitoris reich an Testosteronrezeptoren.

Testosteron und Autoimmunerkrankungen

Wir wissen mittlerweile, dass die meisten Autoimmunerkrankungen Frauen betreffen und dass diese niedrigere Testosteronspiegel als Männer haben. Weil Testosteron einen signifikanten Einfluss auf das Immunsystem hat, kann die Erhöhung der Testosteronspiegel helfen, die Immunantwort bei Autoimmunerkrankungen zu stimulieren.

Eine Testosteronergänzung gemeinsam mit einer Lebensstil- und Ernährungsumstellung kann dazu beitragen, die Antikörper zu reduzieren und damit die allgemeine Gesundheit zu verbessern.
Daher könnte die Testosterontherapie als Behandlungsoption für Frauen mit Autoimmunerkrankungen in Betracht gezogen werden.

Symptome eines Testosteronmangels

Die Hauptsymptome sind:

- Vermindertes Wohlbefinden
- Bedrückte Stimmung, Angst und Reizbarkeit
- Müdigkeit
- Verminderte Libido sowie geringere sexuelle Aktivität und Leidenschaft
- Vasomotorische Instabilität
- Knochenmasseverlust
- Verminderte Muskelkraft
- Schlaflosigkeit
- Veränderungen der kognitiven Fähigkeiten und Gedächtnisverlust
- Harnwegsbeschwerden und Inkontinenz
- Scheidentrockenheit und vaginale Atrophie
- Gelenk- und Muskelschmerzen

Negative Begleiterscheinungen von Testosteron

Eine Testosteronergänzung wird in der Regel von den meisten Frauen sehr gut vertragen. Negative Begleiterscheinungen können vermieden werden, indem nur das ersetzt wird, was

der Körper benötigt, und nicht mehr zugeführt wird, als er gewohnt ist.
Es kann jedoch vorkommen, dass die Patientin einige mit Testosteron oder dem Trägerstoff verbundene Beschwerden aufweist, wie:

- Reizbarkeit oder Stimmungsänderung, Wut
- Akne oder erhöhte Neigung zur Bildung von Pickeln
- Fettige Haut oder Veränderungen im Teint
- Leichte Wassereinlagerungen oder Schwellungen

Diese Nebenwirkungen sind meist leichter Natur und insgesamt eher selten. Meiner Erfahrung nach tritt nur bei einer von 20 Frauen eine dieser Nebenwirkungen auf, vorausgesetzt, sie halten sich an die empfohlenen Dosierungen. Oft reicht es aus, die Dosierung anzupassen, um die Probleme zu beheben.

WIE MAN DEN TESTOSTERONSPIEGEL BEI FRAUEN AUF NATÜRLICHE ART UND WEISE ERHÖHEN KANN

- **Schlafen Sie ausreichend:** Mindestens 7 bis 8 Stunden Schlaf pro Nacht erhöhen den Testosteronspiegel und sind auch für die allgemeine Gesundheit vorteilhaft.
- **Essen Sie ausreichend Protein:** Rotes und weißes Fleisch, Fisch, Eier und pflanzliche Proteine erhöhen den Testosteronspiegel.
- **Haben Sie keine Angst vor Fetten:** Gute Fette, natürlich! Sowohl tierischen (Ghee, Schmalz, Schweineschmalz usw.) als auch pflanzlichen Ursprungs (Kokosöl, kalt gepresstes Olivenöl usw.). Tatsächlich benötigt die Testosteronproduktion mindestens 20 bis 30 Prozent angemessene Fette.

- **Achten Sie auf Zucker und Kohlenhydrate aus Getreide und Getreideprodukten:** Sie reduzieren die Testosteronproduktion – und zwar schnell, nämlich innerhalb einer Stunde nach dem Verzehr. Dann dauert es viele Stunden, wenn nicht sogar einen ganzen Tag, um dieses Problem zu überwinden.
- **Achten Sie auf Alkohol:** Er blockiert die Funktion der Leydig-Zellen, die sich in den Keimdrüsen, den sogenannten Gonaden (beim Mann im Hoden, bei der Frau in den Eierstöcken) befinden und für die Testosteronproduktion verantwortlich sind, und er reduziert die Anzahl der Rezeptoren für das luteinisierende Hormon (LH). Trinken Sie höchstens ein Glas Rotwein am Tag.
- **Haben Sie mindestens einmal pro Woche Sex:** Dies kann den Testosteronspiegel aufrechterhalten und ist auch für Ihre Beziehung förderlich.
- **Treiben Sie regelmäßig Sport:** Kurze intensive Übungen und Krafttraining erhöhen die Hormonspiegel.
- **Optimieren Sie Ihre Mikronährstoffaufnahme:** Neben Proteinen sind auch folgende Nährstoffe nützlich:
  - Vitamin A und Zink sind wahrscheinlich die potentesten Nährstoffe, um Eierstöcke und Nebennieren zur vermehrten Testosteronproduktion zu stimulieren.
  - Vitamin C
  - Vitamin E und B-Vitamine, insbesondere B6, können die Wirkung von Testosteron auf die weiblichen Genitalbereiche erhöhen.
  - Vitamin D: Setzen Sie sich der Sonne aus, aber bitte in verantwortungsvoller Art und Weise.
  - Ashwagandha (Schlafbeere bzw. Indischer Ginseng) ist eine weit verbreitete adaptogene Pflanze (ein pflanzlicher Stresskiller) in der ayurvedischen Medizin.

- – Carnitin scheint einige Wirkungen von Testosteron (Energiesteigerung und Muskelaufbau) zu imitieren, ohne den Spiegel zu erhöhen.
  – Magnesium
  – Ingwer scheint die Testosteronsynthese zu stimulieren.

DIE WIRKUNGEN VON TESTOSTERON IN KÜRZE

- **Auf den Geist:** Mentale Klarheit und Durchsetzungsfähigkeit.
- **Auf das Herz-Kreislauf-System:** Angemessene Testosteronspiegel reduzieren die Intima-Verdickung der Arterien, also der innersten Wandschicht der Arterien. Nach den Wechseljahren (Postmenopause) erhöhen niedrige Testosteronspiegel das Risiko für ischämische Herzkrankheiten.
- **Auf die Knochen:** Testosteron spielt eine entscheidende Rolle bei der Erhaltung starker Knochen. Ein Mangel an Testosteron bei Frauen erhöht oft das Risiko für Osteoporose, eine potenziell gefährliche Erkrankung, die zu schweren Knochenbrüchen und infolgedessen zu einem Verlust der Selbstständigkeit führen kann. Ein Hüftbruch bei älteren Frauen kann die Lebenserwartung deutlich reduzieren. Es wird geschätzt, dass die Sterblichkeitsrate innerhalb eines Jahres nach einem Hüftbruch bei 25 Prozent liegt.
- **Bei rheumatischen Erkrankungen:** Testosteron reduziert den Schmerz bei postmenopausalen Frauen mit rheumatoider Arthritis.

- **Bei Dysmenorrhö (starke Regelschmerzen), Menorrhagie (starke Regelblutung) und Fibromen:** Testosteron lindert Menstruationsschmerzen und reduziert die Menorrhagie, indem es wie Progesteron wirkt. Darüber hinaus stabilisiert es Fibrome in der Gebärmutter oder verkleinert sie.
- **Bei Lichen sclerosus oder sklerotischer Vulva:** Testosteron kann zusätzlich zur Therapie von *Lichen sclerosus* eingesetzt werden, einer Autoimmunerkrankung, bei der unser Immunsystem Antikörper gegen die Vulva produziert. Es kann Symptome wie Schmerzen beim Geschlechtsverkehr und beim Stuhlgang, Juckreiz und Vulva-Schürfwunden reduzieren. Durch seine rekonstruktive Wirkung, die Fibroblasten zur Produktion von Kollagen und Elastin anregt, kann Testosteron auch dazu beitragen, den Verlust der Vulvastruktur und das Zusammenwachsen der Schamlippen zu verhindern, die häufige Komplikationen von *Lichen sclerosus* sind.
- **Bei Harninkontinenz:** Testosteron ist zweifellos die beste Behandlung für Harninkontinenz, insbesondere wenn sie durch Stress verursacht wird. Die optimale Anwendung ist das 2-malige tägliche Auftragen am Harnröhreneingang und die Durchführung von mindestens zehn Beckenbodenmuskulatur-Kontraktionsübungen; für Letztere empfehle ich Ihnen, sich an einen erfahrenen Physiotherapeuten für Beckenbodenrehabilitation zu wenden.
- **Bei Hitzewallungen:** Testosteron reduziert sie effektiv, da es in Östrogen umgewandelt wird.
- **Auf die Stimmung:** Verbessert sie und verleiht zusätzliche Energie und Vitalität. Die Wirkung von Testosteron ist synergetisch mit der von Östrogen.
- **Auf die Libido:** Testosteron verdoppelt die Anzahl der

Orgasmen im Vergleich zu Östradiol allein. Genau wie bei Männern beeinflusst es auch das Sexualleben von Frauen, bei denen bei niedrigen Testosteronspiegeln zunächst ein allgemeines Desinteresse am Sex auftritt. Als Ehefrauen und Partnerinnen können wir uns in einer wirklichen Zwickmühle befinden, weil wir unseren Partner lieben und von ihm angezogen werden, aber kein Verlangen nach Intimität verspüren. Dieser reduzierte sexuelle Antrieb, begleitet von Unzufriedenheit mit unserem Aussehen, kann das „Liebesleben" einschränken. Und um die Dinge noch zu verschlimmern, trägt die vaginale Trockenheit – ein weiteres Symptom eines niedrigen Testosteronspiegels – zu schmerzhaftem Geschlechtsverkehr bei. Daher sollte meiner Meinung nach die Hormontherapie für postmenopausale Frauen auch die Ergänzung von Testosteron umfassen.

- **Auf die Langlebigkeit:** Testosteron hat eine positive Wirkung auf die Lebensdauer.

Kurz gesagt: Ich betrachte Testosteron als unverzichtbar und unersetzlich!

SCHILDDRÜSE: DIE KLEINE PRINZESSIN

Die Schilddrüse ist eine kleine schmetterlingsförmige Drüse, die etwa 20 g wiegt. Sie ist jene endokrine Drüse, die den größten Einfluss auf alle anderen Drüsen, Gewebe und jede Zelle unseres Körpers hat. Deshalb nenne ich sie „die kleine Prinzessin". Die Schilddrüse kommuniziert mit vielen anderen Hormonen und noch mehr. Bedenken Sie, dass 20 Prozent der depressiven Patienten eine Schilddrüsenunterfunktion haben und daher die Normalisierung der Schilddrüsenfunktion in vielen Fällen die Depression heilt. Leider kommt es oft vor, dass Frauen in der Perimenopause und Menopause antidepressive Therapien verschrieben werden, anstatt zuerst ihren Hormonstatus zu bewerten.

Wenn ich die Schilddrüsenfunktion einer Patientin untersuchen möchte, verschreibe ich ihr immer eine Blutuntersuchung. Dabei geht es mir um folgende Werte: TSH, das Thyreoidea-stimulierende Hormon, das von der Hypophyse produziert wird und die Schilddrüse stimuliert, sowie FT3 und FT4, die die freien und aktiven Anteile der Schilddrüsenhormone T3 und T4 sind. Der alleinige Wert von TSH reicht nicht für eine angemessene Bewertung der Schilddrüsenfunktion aus, wird aber oft als einziger Parameter angefordert.

Die von den Patienten genannten Symptome korrelieren in der Regel mehr mit den Werten von FT3 und FT4 als mit denen von

TSH. Bedenken Sie, dass das Gehirn T3 benötigt, das aktive Hormon, das als eine Art stimulierender Neurotransmitter wirkt: Ich habe zweifellos ein umfassenderes Bild, wenn ich auch FT3 bewerte. Es ist bedauerlich, dass das Gesundheitssystem und somit die Ärzte ausschließlich den TSH-Wert oder TSH-Reflex betrachten: Selbst wenn der TSH-Wert im Normalbereich liegt, bedeutet das nicht, dass die Konzentration der Schilddrüsenhormone optimal ist. Und so werden Tausende von Patienten mit einer unzureichenden Schilddrüsentherapie behandelt, oft unter Verwendung von Medikamenten wie Antidepressiva, um ein Krankheitsbild zu beheben, das eine direkte Folge derselben ungeeigneten Schilddrüsentherapie ist.

Wie bereits erwähnt, kommunizieren die verschiedenen Hormone miteinander und beeinflussen sich gegenseitig, und dies gilt auch für die Schilddrüsenhormone. Deren Funktion ist eng mit der aller anderen Hormone verbunden. Darüber hinaus unterliegen mit dem Alter, man denke nur an die Menopause, alle Hormone Veränderungen, und auch die Produktion der Schilddrüsenhormone nimmt allmählich ab.

Die Hormone, die die Schilddrüsenaktivität am stärksten beeinflussen

Die wichtigsten Hormone sind: **Östrogene, Cortisol, Progesteron, Testosteron, Prolaktin, Melatonin.**

- ***Östrogene*** im Übermaß verlangsamen die Aktivität der Schilddrüse, was zu einer Verlängerung der Halbwertszeit von TBG führt, dem Transportprotein für Schilddrüsenhormone (ihr Taxi). Dadurch senken Östrogene den Anteil des freien und verfügbaren Schilddrüsenhormons und hemmen die Umwandlung der inaktiven

Form (T4) in die aktive Form (T3) des Schilddrüsenhormons mit einer Erhöhung des TSH. Dieselbe Wirkung können auch synthetische Östrogene haben, die in allen Antibabypillen und teilweise in der Standard-Hormonersatztherapie für die Menopause enthalten sind. Achten Sie auf Phytoöstrogene wie Soja, die beispielsweise Genistein enthalten, das mit Thyreoperoxidase (TPO) interagiert, dem Enzym, das die inaktive Form des Schilddrüsenhormons T4 in die aktive Form T3 umwandelt, sowie auf Xenoöstrogene.

- ***Cortisol:*** Stress führt zu einer übermäßigen Produktion von Cortisol, was zu einem Anstieg von Östrogenen führt, mit den gerade gesehenen Konsequenzen. Cortisol beeinflusst die Schilddrüsenphysiologie auf verschiedene Weisen: Wenn sein Spiegel hoch ist, kann es die Hypothalamus-Hypophysen-Achse verringern oder unterdrücken, indem es die TSH-Spiegel senkt, was zu einer Reduktion sowohl von T4 und T3 als auch der Umwandlung des inaktiven Schilddrüsenhormons (T4) in das aktive Hormon (T3) führen kann.
- ***Progesteron:*** Kann die Schilddrüsenhormonspiegel im Blut erhöhen, indem es die Menge an TBG senkt. Es gibt in der Folge mehr frei zirkulierendes Schilddrüsenhormon.
- ***Testosteron:*** TSH kann den Testosteronstoffwechsel und alle Androgenhormone durch die Vermittlung von SHBG-Spiegeln beeinflussen, die die Spiegel von freiem und gebundenem Testosteron verändern.
- ***Prolaktin:*** Bei einer Schilddrüsenunterfunktion (Hypothyreose) führt der Anstieg von TSH als Reaktion auf die TRH-Erhöhung zu einer erhöhten Prolaktinproduktion. Erhöhte Prolaktinspiegel stören die normale Produktion anderer Hormone wie Östrogene und Progesteron. Dies

kann den Eisprung verändern oder stoppen und zu unregelmäßigen oder ausbleibenden Menstruationsblutungen führen.

- ***Melatonin:*** Es gibt nicht viele Studien über den Einfluss der Melatoninspiegel auf die Schilddrüsenfunktion. Wir wissen, dass es als starkes Antioxidans wirkt, indem es überschüssige freie Radikale beseitigt und Zellschäden verhindert. Melatonin kann auch die Proliferation von Schilddrüsenzellen verhindern und die Synthese von Schilddrüsenhormonen stören. Dieser Effekt kann für Menschen mit Hyperthyreose (Schilddrüsenüberfunktion) vorteilhaft sein, aber für Menschen mit normaler Schilddrüsenfunktion oder Hypothyreose (Schilddrüsenunterfunktion) kann er problematisch sein. Daher sollten Personen, die regelmäßig Melatonin einnehmen, ebenso regelmäßig ihre Schilddrüsenwerte überprüfen lassen, um sicherzustellen, dass sie im optimalen Bereich sind.

Unser Körper ist faszinierend und präzise in seinen Funktionen: Wir müssen nur sicherstellen, dass er unter optimalen Bedingungen sein Bestes geben kann!

INSULIN: DIE KÖNIGIN DES STOFFWECHSELS

Insulin, ein Hormon, das von der Bauchspeicheldrüse produziert wird, dient hauptsächlich dazu, den Blutzuckerspiegel zu senken. Wenn wir Kohlenhydrate essen (Glukose ist der Einfachzucker, der durch die Verdauung komplexer Kohlenhydrate entsteht), ist die erste Reaktion unseres Körpers, Insulin zu produzieren, um die Glukose schnell aus dem Blut in die Zellen zu transportieren, wo sie als Energiequelle genutzt wird. Sind die Energiespeicher voll, fördert Insulin die Umwandlung und Speicherung von Glukose in Form von Glykogen in der Leber und den Muskeln sowie in Form von Triglyceriden im Fettgewebe. Durch den Verzehr von Kohlenhydraten im Übermaß und somit von Zucker kommt es zu einem schnellen Anstieg von Insulin, das den Blutzuckerspiegel schnell senkt. Das führt dazu, dass das Hungergefühl ausgelöst wird und ein Teufelskreis beginnt, der fast alle Diäten zunichtemacht – auf Hunger folgt nämlich erneut der Konsum von Kohlenhydraten.

Aber das ist nicht das einzige Problem. Eine ständige Aufnahme von Kohlenhydraten führt zu dauerhaft erhöhten Insulinspiegeln, sodass die Zellen im Laufe der Zeit weniger empfindlich gegenüber dem Hormon werden und daher keine Glukose mehr aus dem Blutkreislauf aufnehmen: Es kommt zur Insulinresistenz, der Vorstufe von Diabetes mellitus. Weil die Bauchspeicheldrüse aufgrund des hohen Blutzuckerspiegels immer mehr Insulin ausschüttet, steigt der Insulinspiegel an – mit folgenden negativen Folgen:

- Erhöhte Produktion von Cholesterin und Triglyceriden
- Zunahme des Bauchfetts
- Entwicklung einer Fettleber
- Hemmung der Fettverwertung in unserem Körper
- Anstieg von Harnsäure
- Einlagerung von Natrium und damit von Wasser mit der Folge eines Anstiegs des Blutdrucks

Insbesondere Diäten, die darauf abzielen, Fette zugunsten von Kohlenhydraten vom Speiseplan zu streichen, haben keine Chance auf Erfolg, da Zucker immer in Fett umgewandelt und im Fettgewebe sowie in den Organen, beispielsweise in der Leber, abgelagert wird. Leider geschieht dies oft als Reaktion auf eine Stoffwechselstörung.

Es sei daran erinnert, dass die Insulinresistenz während der Menopause zunimmt und durch den Rückgang der Östrogenspiegel verursacht werden kann; außerdem ist sie die Hauptursache für das polyzystische Ovarialsyndrom.

Die Diagnose der Insulinresistenz

Die typischen Auswirkungen der Insulinresistenz sind Übergewicht mit Fettansammlungen am Rumpf, was der Person die sogenannte „Apfelform“ verleiht, mit einem Taillenumfang bei Frauen von über 89 Zentimetern. Aber Insulinresistenz kann auch bei normalgewichtigen Patienten auftreten: Das hätten Sie nicht gedacht, oder?

Bei Insulinresistenz steigen die Insulinspiegel an, aber der Blutzuckerspiegel kann normal sein; daher ist für eine genaue Diagnose ein Bluttest erforderlich. Beachten Sie, dass Sie mindestens 12 Stunden lang fasten müssen, um Folgendes bestimmen zu können:

- Insulinspiegel und Blutzucker
- Homa-Index, der die Insulinresistenz bewertet. Wenn er über 2 liegt, ist dies ein Hinweis auf eine Insulinresistenz.
- Glukose-Toleranztest

Warum sind Blutzuckerspitzen gefährlich?

Bei Blutzuckerspitzen steigt der Blutzucker auf 150, 170, 190 mg/dl und höher. Je mehr Blutzuckerspitzen wir während des Tages haben, desto mehr setzen wir unsere Zellen, insbesondere die Mitochondrien, Stress aus. Die Mitochondrien sind das Kraftwerk unserer Zellen: Wir müssen uns um sie kümmern, wenn wir gesund altern wollen. Viele und wiederholte Blutzuckerspitzen beschleunigen die Alterungsprozesse von Kollagen und Haut und begünstigen die Bildung von Falten. Aber auch die Organfunktion wird durch die Glykation von Molekülen und die dadurch entstehenden Endprodukte (AGES) beeinträchtigt, was zu einer strukturellen Veränderung von Zellen und Geweben führt.

Es ist sehr wichtig, den Blutzucker- und Cholesterinspiegel zu überwachen: Wenn der Blutzuckerhaushalt gut funktioniert, brauchen Sie sich auch bei erhöhten Cholesterinwerten keine Sorgen zu machen, da der HDL-Cholesterinanteil hoch ist, während die Triglyceridkonzentration niedrig ist.

DHEA: ANTI-AGING-HORMON

Das DHEA (Dehydroepiandrosteron) ist ein Hormon, das in größeren Mengen im Blut vorhanden ist und von dem – ebenso wie von Cortisol – Männer und Frauen im Laufe ihres Lebens absolut gesehen am meisten produzieren.
Während der Pubertät ist DHEA das Hormon, dessen Konzentration zuerst ansteigt, da es ein Vorläufer von Östrogenen und Testosteron ist.
Bei Frauen sind die Blutspiegel von DHEA-S, der messbaren Form von DHEA, auch bekannt als „DHEA-Sulfat", bis zu 100.000-mal höher als die von Östradiol; bei Männern sind sie dagegen etwa 1000-mal höher als die des Gesamttestosterons (durch eine Blutuntersuchung bewerten wir immer DHEA-S). Ich erinnere daran, dass DHEA und Testosteron in ng/ml gemessen werden, während Östradiol in pg/ml gemessen wird.
DHEA wird hauptsächlich in den Nebennieren produziert und folgt einem zirkadianen Rhythmus, der parallel zu den Cortisolwerten verläuft – morgens hoch und abends niedrig. Ein kleiner Teil von DHEA wird auch in den Eierstöcken und den Hoden produziert. Die Produktion von DHEA in den Nebennieren nimmt im Laufe des Lebens ab: Mit 50 Jahren reduziert sie sich um 70 Prozent im Vergleich zur Synthese, die im Alter von 20 bis 25 Jahren stattfindet.

Ein junger erwachsener Mann produziert ungefähr 30 mg DHEA pro Tag, eine Frau ungefähr 20 mg. Die höchste Konzentration wird zwischen 20 und 30 Jahren erreicht. Menschen, die in ihrem Leben hohem Stress ausgesetzt waren, haben oft niedrige DHEA-Spiegel.

DHEA wird als Vorläuferhormon betrachtet, was bedeutet, dass es in andere Steroidhormone umgewandelt werden kann: Es wird reversibel in DHEA-S und irreversibel in Androstendion, Testosteron, Dihydrotestosteron, Östron und Östradiol metabolisiert.

Dieses Hormon stimuliert die Produktion von Beta-Endorphinen, das erklärt seine stimmungsaufhellende Wirkung. Darüber hinaus bewirkt es eine Normalisierung der Cortisolwerte, sofern diese erhöht sind. Damit hat DHEA stressabbauende Effekte: Die langfristige Einnahme von DHEA senkt den Cortisolspiegel deutlich. In den Wechseljahren korrelieren niedrige DHEA-Spiegel mit einem erhöhten Risiko für Osteoporose, Herz-Kreislauf-Erkrankungen, Depressionen und verminderten kognitiven Fähigkeiten.

Welche Faktoren beeinflussen die Produktion von DHEA?

Intensiver emotionaler Stress kann die Konzentration von DHEA erhöhen, indem die Sekretion des Adrenocorticotropen-Hormons (ACTH) gesteigert wird, das die Synthese aller von der Nebennierenrinde produzierten Hormone anregt.

Eine proteinreiche und fettreiche Ernährung erhöht die Bildung von DHEA, während eine Ernährung, die reich an Süßigkeiten, Zucker, Getreide und Ballaststoffen wie Brot, Pasta ist, sie reduziert.

Im Laufe der Jahre nehmen die DHEA-Werte ab, während der Cortisolspiegel gleichbleibt oder steigt. Wenn auch das Cortisol sinkt, haben wir es mit einer Nebennierenerschöpfung zu tun, was bei anhaltendem Stress, Autoimmunerkrankungen, chronischen Entzündungskrankheiten usw. nicht selten vorkommt.

Was passiert nach der Menopause?

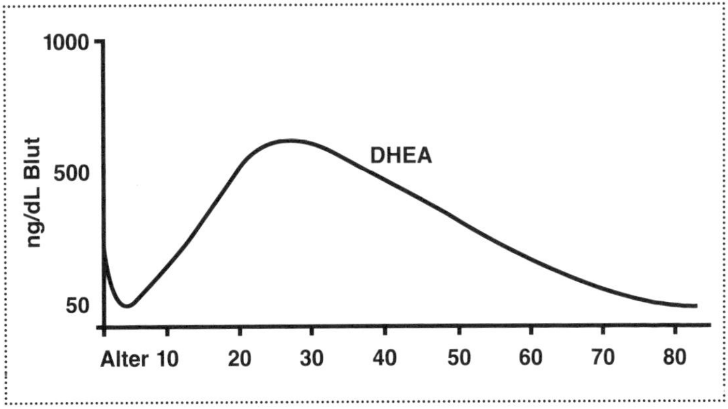

Nach der Menopause stellen die Eierstöcke die Produktion von DHEA ein, das, wie wir wissen, der Vorläufer anderer Hormone ist, insbesondere von Östrogenen und Testosteron. Aus diesem Grund kann die alleinige Einnahme von DHEA dazu beitragen, Hitzewallungen und nächtliches Schwitzen zu reduzieren sowie die Libido wiederherzustellen; sie ist aber kein Ersatz für eine Hormontherapie.

Ein Anti-Aging- und Fettabbauhormon

Es scheint, einen direkten Zusammenhang zwischen dem DHEA-Spiegel und der Lebenserwartung zu geben. Menschen mit höheren DHEA-Spiegeln könnten länger leben. Dies hängt möglicherweise damit zusammen, dass DHEA die Produktion

des Wachstumshormons (GH) stimuliert, das manchmal als „Jugendhormon“ bezeichnet wird.
DHEA ist in der Lage, den Cortisolspiegel zu senken, das Stresshormon, das, wie wir wissen, mit dem Alter zunimmt und zu Entzündungsprozessen beiträgt, die die Alterung fördern. Es hat sich gezeigt, dass DHEA die Produktion entzündlicher Interleukine wie TNF-Alpha und Interleukin 6 (IL-6) reduzieren kann, was dazu beiträgt, Entzündungen zu reduzieren, ähnlich wie es auch bei Testosteron der Fall ist.
DHEA ist auch als „Fettabbauhormon“ bekannt, da es, ebenso wie Progesteron und Testosteron, den Insulinspiegel senkt und damit die Gewichtsabnahme fördert.

Der Einfluss auf das Immun- und Herz-Kreislauf-System

DHEA hat die gleiche Wirkung wie das „gute“ Cholesterin (HDL) auf das „schlechte“ Cholesterin (LDL), da es dessen Oxidation verhindert, die Schäden an den Herzkranzgefäßen verursachen kann.

DHEA erhöht das Wohlbefinden

Wie bei jedem anderen Hormon sollte die Substitution von DHEA sorgfältig auf den individuellen Bedarf abgestimmt werden. Wir sollten es nicht einnehmen, nur weil eine Freundin es nimmt und sich gut fühlt, wie ich von meinen Patientinnen oft höre.
Da DHEA in andere Hormone umgewandelt werden kann, ist es unerlässlich, vor Beginn der Einnahme die Blutspiegel zu überprüfen und sie während der Ergänzungstherapie zu überwachen.
Denken Sie daran: Machen Sie Krafttraining, damit DHEA Ihre Kraft und Muskelmasse steigern kann.

DHEA, Knochen und Muskeln

DHEA hilft Frauen in den Wechseljahren, die Magermasse zu erhalten und die Knochendichte zu erhöhen, was bedeutet, dass es den für die zweite Lebenshälfte typischen Verlust von Muskel- und Knochengewebe aufhalten oder teilweise umkehren kann.

Symptome eines DHEA-Mangels

Die Hauptsymptome sind:

- Intensive Müdigkeit, Gefühl der Erschöpfung
- Angstzustände
- Depression
- Schwierigkeiten, mit Stress umzugehen
- Geringe Libido
- Gelenkschmerzen
- Muskelschwund (Muskelhypotrophie)
- Trockene Haut
- Trockene Augen
- Trockenes und brüchiges Haar
- Ausdünnung der Achsel- und Schamhaare

Wie man DHEA einnimmt

Wenn ich DHEA verschreibe, orientiere ich mich an Werten, die Frauen um die 40 Jahre normalerweise haben. Dementsprechend wähle ich die Dosierung. Bei Patienten mit sehr niedrigen Werten, etwa 30 mg oder weniger, beginne ich mit einer Dosierung von 5 mg pro Tag und erhöhe sie je nach klinischem Bild und Laborwerten. Bei Frauen überschreite ich selten eine Ergänzung von 25 mg pro Tag, bei Männern kann man höher gehen. Es dauert 6 bis 8 Wochen nach Beginn der DHEA-Therapie, bis sich klinisch relevante Veränderungen einstellen. Für eine optimale Stärkung des Immunsystems sollte man 4 bis 6 Monate warten, für die Knochengesundheit sogar 9 bis 12 Monate.

Vermeiden Sie den Kauf von DHEA im Internet, wo es oft in zu hohen Dosierungen angeboten wird. Außerdem kennen Sie dort nicht immer die Qualität des Produkts.

Wussten Sie, dass DHEA sich in Pheromone umwandelt, die der Haut ihren charakteristischen Geruch verleihen, der uns auszeichnet und einzigartig macht?

Die häufigste Nebenwirkung von DHEA ist das Auftreten von Akne, was darauf zurückzuführen ist, dass der Großteil des eingenommenen DHEA in Testosteron umgewandelt wird. In diesem Fall sollte die Dosierung oder die Häufigkeit der Verabreichung reduziert werden. Ein anderer Ansatz könnte darin bestehen, auf die Einnahme von 7-Keto-DHEA umzusteigen, eine Form von DHEA, die nicht in Testosteron umgewandelt wird und in einer Dosierung von maximal 100 mg pro Tag eingenommen wird.
Beachten Sie, dass überschüssiges DHEA durch das Enzym Aromatase in Östrogene umgewandelt wird, was zu einem potenziellen Taillenzuwachs führt! Auch in diesem Fall würde ich, wenn erforderlich, auf 7-Keto-DHEA umsteigen.

DAS WACHSTUMS-HORMON GH: DER ULTIMATIVE FETTVERBRENNER

GH *(Growth Hormone)*, auch Somatotropin genannt, ist ein weniger bekanntes, aber entscheidendes Hormon, um unsere Leistungsfähigkeit aufrechtzuerhalten. Das von der Adenohypophyse produzierte Peptid-Wachstumshormon ist am Wachstum und an der Entwicklung des Organismus beteiligt, hat aber auch wichtige Auswirkungen auf die Körperzusammensetzung, die Knochengesundheit, die Muskelfunktion, den Stoffwechsel und die Prozesse der Zell- und Geweberegeneration und -reparatur.

Welche Funktionen hat GH?

Die Hauptfunktionen des Wachstumshormons:

- Es stimuliert das Wachstum und die Reifung von Knochen, Knorpeln und Muskelmasse.
- Es erhöht die Proteinsynthese.
- Es reguliert den Fett- und Zuckerstoffwechsel.
- Es fördert die Lipolyse, d.h. den Fettabbau, und die Oxidation von Fettsäuren.
- Es beeinflusst die Immunfunktion und die Stressresistenz des Körpers.

- Es beteiligt sich an den Regenerations- und Reparaturprozessen des Körpers.

Das Wachstumshormon wird pulsatil, also stoßartig ausgeschüttet und reagiert auf Reize wie Schlaf, Bewegung, Stress und Nahrungsaufnahme. Der Höhepunkt der Ausschüttung liegt in der Regel in der Nacht, während des Tiefschlafs. Mit zunehmendem Alter nimmt die GH-Konzentration ab; in der Tat haben Frauen vor der Menopause höhere GH-Spiegel.

Die Feinde des Wachstumshormons

Die Werte des Wachstumshormons werden vor allem durch folgende Faktoren gesenkt:

- Alkohol und die klassischen Snacks zum Aperitif
- Schlechte Schlafqualität
- Wenig Bewegung
- Stress
- Übermäßiger Verzehr von Kohlenhydraten
- Zusätzlich senken auch überschüssiges Bauchfett und ein Rückgang der Sexualhormone den GH-Spiegel weiter.

Bei Frauen, die stressigen Situationen ausgesetzt sind, nimmt das Wachstumshormon schneller ab, weshalb sie häufiger Gewichtsprobleme haben.

Wie man das Wachstumshormon erhöht

Hier sind einige Empfehlungen:

- ***Achten Sie auf eine ausreichende Proteinzufuhr:*** Bei Frauen ist eine höhere Aufnahme tierischer Proteine (Fleisch, Fisch, Eier usw.) mit einer erhöhten GH-Synthese verbunden.

- ***Achten Sie auf die Fette, die Sie essen:*** Studien an Tieren zeigen, dass Omega-3-Fettsäuren die GH-Synthese erhöhen. Wenn Sie eine Insulinresistenz aufweisen, übergewichtig sind und vor allem im Bauchbereich Fettpolster haben, ist es sehr wahrscheinlich, dass Sie unter einer generellen Entzündung leiden, die aufgrund ihrer negativen Auswirkungen auf das Wachstumshormon die Gewichtsabnahme blockiert. Kommt Ihnen das bekannt vor?
- ***Vermeiden Sie so weit wie möglich den Konsum von Alkohol:*** Leider kann schon ein Glas Alkohol am Abend (der klassische Aperitif) das Wachstumshormon für über 24 Stunden hemmen.
- ***Probieren Sie intermittierendes Fasten aus:*** Wir wissen aus zahlreichen wissenschaftlichen Studien, dass dies den GH-Spiegel erhöht. Ich empfehle Ihnen, sich langsam an ein 16:8-Fasten (16 Stunden fasten, Essen innerhalb von acht Stunden), 18:6-Fasten (Essen innerhalb von 6 Stunden), 20:4-Fasten (Essen innerhalb von 4 Stunden) heranzutasten.
- ***Bewegen Sie sich:*** Körperliche Aktivität stimuliert die GH-Synthese; das effektivste Training ist Krafttraining.
- ***Gehen Sie in die Sauna:*** Ich persönlich bin zwar kein Fan des Schwitzens, aber ich muss sagen, dass es tatsächlich die GH-Spiegel erheblich erhöhen kann, zusammen mit vielen anderen äußerst positiven gesundheitlichen Vorteilen.

MELATONIN: DAS STÄRKSTE ANTIOXIDANS

Melatonin ist ein essenzielles Hormon für die Ruhe, das Gleichgewicht des zirkadianen Rhythmus (Schlaf-Wach-Rhythmus) und die Regeneration des Körpers. Es wird hauptsächlich nachts im Gehirn von der Zirbeldrüse (Epiphyse) synthetisiert, wobei die Produktion gegen 21 Uhr beginnt, zwischen 23 Uhr nachts und 2 Uhr morgens ihren Höhepunkt erreicht und dann bis 6 Uhr morgens abnimmt. Seine Halbwertszeit beträgt etwa 50 Minuten, und es kann nicht gespeichert werden. Für seine Synthese sind ausreichende Mengen an Zink, Vitamin B6 und Eisen erforderlich.

Neben der Zirbeldrüse wird Melatonin auch im Darm, in der Netzhaut und in den Mitochondrien unserer Zellen synthetisiert. Im letzteren Fall verbleibt es in den Zellen und schützt die mitochondriale DNA vor Schäden durch freie Radikale, die durch Faktoren wie Strahlung, Karzinogene, bakterielle Toxine und den Prozess der Sauerstoffnutzung zur Oxidation entstehen. Melatonin steuert nicht nur den Biorhythmus und die Regeneration, sondern ist zugleich das stärkste Antioxidans. Daher produzieren es auch die Mitochondrien.

Zusammenfassend lässt sich sagen, dass Melatonin eine Reihe wichtiger Funktionen für den Körper erfüllt und dass seine korrekte Produktion von mehreren Faktoren abhängt.

MELATONIN UND ELEKTROMAGNETISCHE FELDER

Studien haben gezeigt, dass die chronische Exposition gegenüber elektromagnetischen Feldern zu einer verminderten Melatoninproduktion führt. In diesem Bewusstsein sollten wir versuchen, uns und unsere Kinder so gut wie möglich davor zu schützen, indem wir den Schlafbereich mit möglichst wenig elektrischen Geräten ausstatten, einschließlich Mobiltelefonen, Tablets, Fernsehern, Computern, Stereoanlagen, Radioweckern und Radios. Wir sollten künstliches Licht nach Sonnenuntergang meiden oder uns zumindest mit blaulichtfilternden Brillen schützen. Glauben Sie nicht, dass Energiesparlampen die Lösung sind. Sie erzeugen sogar höhere elektromagnetische Felder als Glühbirnen, halten Sie also mindestens einen Meter Abstand zu ihnen. Dasselbe gilt für alle elektrischen Geräte, einschließlich Radiowecker und Babyphone, die niemals auf dem Nachttisch oder im Kinderbett platziert werden sollten. Denken Sie daran, dass auch ein Mobiltelefon, das Sie auf dem Nachttisch aufladen, unnatürliche und schädliche elektromagnetische Felder erzeugt.

Um Schlafprobleme zu behandeln, wird häufig Melatonin verschrieben. Es erleichtert das Einschlafen, insbesondere bei Schlaflosigkeit aufgrund äußerer Ursachen (Jetlag, Schichtarbeit usw.). Dies fördert die Erholung. Mit zunehmendem

Alter nimmt die Melatoninproduktion ab. Ältere Frauen produzieren aber mehr Melatonin als ältere Männer: Vielleicht ist das der Grund, warum wir Frauen länger leben? Da Melatonin ein starkes Antioxidans ist und freie Radikale reduziert, spielt es eine Schlüsselrolle beim Altern. Es scheint eine deutliche Korrelation zwischen der Gehirnfunktion im Alter und dem Melatoninspiegel zu geben.

Melatonin hat eine unterstützende Wirkung in der Onkologie, reduziert das Risiko von Herz-Kreislauf- und neurodegenerativen Erkrankungen sowie von hormonellen Ungleichgewichten.

Vorsicht bei der Behandlung mit Betablockern: Sie senken die Melatoninspiegel deutlich, weshalb Personen, die sie einnehmen, unter Schlafstörungen leiden könnten.

Wie kann man den natürlichen Tag-Nacht-Rhythmus zugunsten des vom Körper produzierten Melatonins wiederherstellen?

Hier sind einige mögliche Maßnahmen:

- ***Installieren Sie f.lux auf Ihrem Computer.*** Diese Software filtert automatisch blaues Licht aus der Bildschirmbeleuchtung, das die Melatoninausschüttung hemmt.
- ***Dimmen Sie am Abend das Licht.*** Das Licht muss nicht vollständig ausgeschaltet werden, nur etwas schwächer sein. Wenn Sie keinen Dimmer haben, schalten Sie eine schwache Lampe ein, die schwächste, die Sie haben, oder besorgen Sie sich eine.
- ***Machen Sie morgens einen kurzen Spaziergang von 15 bis 20 Minuten.*** Das erfrischt und weckt Sie auf. Das natürliche Tageslicht senkt die nächtlichen Melatoninspiegel,

stimuliert die körpereigene Cortisolproduktion und bereitet Sie auf den Tag vor. Außerdem stimuliert Tageslicht auch die körpereigene Melatoninproduktion. Aus diesem Grund sind Sie nach einem kurzen Morgenspaziergang viel konzentrierter und können die Zeit, die Sie für den Spaziergang aufgewendet haben, leicht aufholen, weil Sie danach schneller und effizienter arbeiten werden. Wenn Sie keinen Spaziergang machen können, trinken Sie Ihren Kaffee vor einem offenen Fenster oder auf dem Balkon.

- ***Stellen Sie sicher, dass Ihr Schlafzimmer vollständig abgedunkelt ist.***

Andere Möglichkeiten, um Ihre Melatoninproduktion zu unterstützen:

- ***Blaulichtblocker-Brillen.*** Es handelt sich um Brillen mit orangefarbenen Gläsern, die das blaue Licht filtern. Wenn Sie sie vor Computer-, Fernseh- und Handybildschirmen verwenden, ist das Licht dieser Geräte weniger schädlich und Melatonin kann ungestört produziert werden.
- ***Farbige Lampen für den Abend.*** Abends ist ein rötlich-oranges Licht von Vorteil. Das erreichen Sie, indem Sie eine rote Glühbirne einsetzen und diese als „Abendlampe" verwenden. Oder Sie legen sich ein Beleuchtungssystem zu, das über die LED-Lampen die Farbe ändert. Morgens, wenn Sie aufwachen und konzentriert arbeiten müssen, können Sie die Lampen schnell und einfach auf helles, weißes Licht umschalten.
- ***„Aufsteh-Wecker".*** Dabei handelt es sich in der Regel um einen Radiowecker mit einer eingebauten Glühbirne, die praktisch den Sonnenaufgang nachahmt. 30 Minuten vor dem Aufwachen wird das Licht langsam eingeschaltet. Dadurch wird das Melatonin im Körper allmählich redu-

ziert. Wenn der Wecker klingelt, wacht man leichter und in einem bereits hellen Raum auf. Mein Mann hat mir so einen Wecker vor einigen Jahren geschenkt – ein wirklich geniales Geschenk!

Wenn Sie mehr zu diesem Thema wissen wollen: Der weltweit größte Wissenschaftler zum Thema Melatonin ist Dr. Russel J. Reiter.

Achten Sie auf Ihren zirkadianen Rhythmus! Sie werden besser und länger leben.

OXYTOCIN: DAS HORMON DER LIEBE

Oxytocin, ein vom Gehirn produziertes Peptidhormon, wird oft als „Liebeshormon“ bezeichnet, weil es bei sozialen Interaktionen und sexueller Intimität freigesetzt wird. Es ist wichtig, um die Mutter-Kind-Bindung zu fördern, das Stillen zu erleichtern, die Verbindung in der Partnerschaft zu stärken und das Gruppenzusammengehörigkeitsgefühl zu erhöhen. Obwohl Oxytocin vor allem für seine entscheidende Rolle während der Geburt und der Stillzeit bekannt ist, wird es auch danach weiter produziert und kann sich positiv auf die geistige und körperliche Gesundheit auswirken. Darüber hinaus trägt Oxytocin dazu bei, Stress und Angst zu reduzieren, die Stimmung zu verbessern und das Gefühl von Vertrauen und Sicherheit zu steigern. Selbst kleine Mengen an Oxytocin können sich positiv auf das psychische Wohlbefinden auswirken, daher ist es wichtig, seine Produktion durch positive Erlebnisse und wohltuende soziale Beziehungen zu steigern.

Wie kann man den Oxytocinspiegel erhöhen?

Hier sind einige Tipps:

- ***Umarmen Sie sich,*** halten Sie Händchen und kuscheln Sie miteinander.
- ***Stillen Sie Ihr Baby,*** denn gerade dabei wird Oxytocin freigesetzt, das den Milchfluss fördert und eine besondere Bindung zwischen Mutter und Kind schafft.
- ***Gönnen Sie sich eine gute Massage,*** die hilft, Stress abzubauen und sich zu entspannen.
- ***Verbringen Sie viel Zeit mit Freunden und Familie,*** da dies den Oxytocinspiegel erhöhen kann.
- ***Streicheln Sie Tiere,*** denn die Interaktion mit Ihren vierbeinigen Freunden erhöht sowohl Ihren Oxytocinspiegel als auch den Ihrer Haustiere.
- ***Genießen Sie sexuelle Intimität:*** Oxytocin wird während sexueller Aktivitäten freigesetzt und stärkt die Bindung zwischen den Partnern. Kurz gesagt: Nutzen Sie alle Mittel, um einander Gutes zu tun!

RUND UM DIE WECHSELJAHRE

Zunächst einmal klären wir die verschiedenen Phasen im Leben einer Frau.

Fruchtbares Alter: Das ist der Zeitraum von der Pubertät bis zu den Wechseljahren und dauert im Durchschnitt etwa 40 Jahre.

Perimenopause: Das ist die Phase vor den Wechseljahren, die durch die ersten Unregelmäßigkeiten im Menstruationszyklus gekennzeichnet ist und etwa 5 bis 12 Jahre dauern kann.

Menopause (Wechseljahre): Sie beginnt im Durchschnitt um das 51. Lebensjahr, wenn der Zyklus seit mindestens 12 Monaten ausgeblieben ist.

Vorzeitige Menopause: Davon spricht man bei einem dauerhaften Ausbleiben der Menstruation vor dem 40. Lebensjahr. Häufig ist dann auch von POF (Premature Ovarian Failure) die Rede, also von einem vorzeitigen Versagen der Eierstöcke. Die frühe Menopause kann spontan oder iatrogen sein. Iatrogen bedeutet, wie wir bereits an anderer Stelle erfahren haben, dass die Funktion der Eierstöcke aufgrund einer pharmakologischen oder chirurgischen Behandlung unterbrochen wird.

PERIMENOPAUSE: DIE HORMONELLE ACHTERBAHNFAHRT

Wenn Sie um die 40 sind und einige Symptome verspüren, die Sie vorher noch nie hatten, dann wundern Sie sich nicht: Sie treten dann nämlich in die Perimenopause ein, eine Phase, die bis zu 12 Jahre dauern kann und dem eigentlichen Beginn der Wechseljahre vorausgeht.

Erinnern Sie sich daran, wie es Ihnen in der Pubertät ging, an die hormonelle Achterbahnfahrt? Nun, die Perimenopause ist im Grunde eine zweite Pubertät: Auch hier gibt es ein Auf und Ab der Hormone. Es sind vor allem 2 Hormone, nämlich Progesteron und Östrogen. Niedrige Progesteronwerte wechseln sich mit hohen Östrogenwerten ab, und die Folge können unregelmäßige und/oder starke Monatsblutungen, schmerzende Brüste (Mastodynie), Kopfschmerzen, Migräne, Hitzewallungen und/oder nächtliches Schwitzen, Schlaflosigkeit, Angstzustände, Depressionen und Stimmungsschwankungen sein. Schlafstörungen können müde und reizbar machen, ebenso kann es zu diffusen Schmerzen am ganzen Körper kommen, die oft als „Fibromyalgie" diagnostiziert werden. Das zieht meist unzählige Untersuchungen nach sich, Diagnosen werden gestellt und Therapien verschrieben, die im Grunde aber nur zu noch mehr Unwohlsein führen – scheinbar ohne Ausweg.

Ich werde mich immer an einen geschätzten Kollegen, einen Rheumatologen, erinnern, der Fibromyalgie als „Grab des Rheumatologen“ bezeichnete: Frauen mit dieser Erkrankung wissen genau, warum.

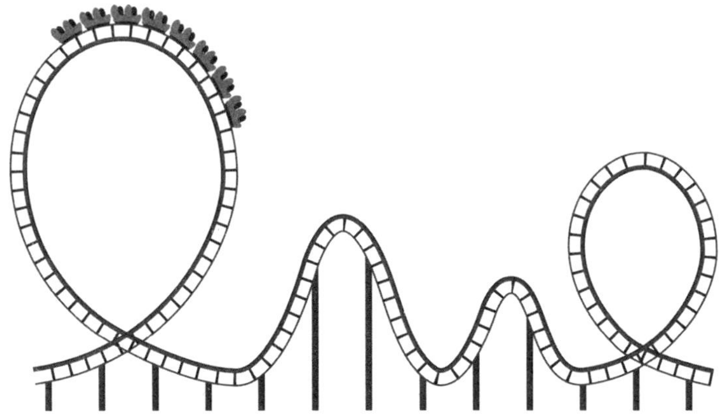

Was eine Perimenopause vortäuschen kann

Machen Sie nicht den Fehler zu glauben, dass alles, was Ihnen in dieser hormonellen Phase widerfährt, eine Folge der Perimenopause ist. Es könnte auch andere Gründe für Ihre Symptome geben, z. B. eine beginnende Schilddrüsenunterfunktion: Wir wissen, dass Hormone sich gegenseitig beeinflussen und miteinander kommunizieren. In der Perimenopause und noch mehr in den Wechseljahren kann die Schilddrüse leiden und Beschwerden verursachen, die sich manchmal mit denen der Perimenopause überschneiden. Denken Sie also daran, Ihre

Schilddrüse überprüfen zu lassen. Ein einfacher Bluttest reicht aus, um die wichtigen Werte TSH, FT3 und FT4 zu bestimmen. Eine weitere Erkrankung, die ähnliche Symptome hervorrufen kann, ist Eisenmangel. Dieser ist insbesondere bei sehr starken Monatsblutungen nicht selten, wie sie in dieser Lebensphase einer Frau manchmal auftreten können. Achten Sie also immer auf Ihren Ferritinwert, der über 50 ng/ml liegen sollte. Sehr oft sehe ich Frauen, die sich seit Jahren mit sehr niedrigen Ferritinwerten herumplagen. Häufig sagt ihr Arzt nämlich, dass dies kein Problem sei, solange sie nicht anämisch ist, also unter Blutarmut leidet. Dann aber ist das Endstadium des Eisenmangelsyndroms bereits erreicht. Ein Eisenmangel kann bekanntlich Symptome wie Müdigkeit, Nacken- und Schulterschmerzen, Kopfschmerzen, Konzentrationsstörungen, Haarausfall und brüchige Nägel verursachen. Ich bin sicher, vielen von Ihnen sind diese Beschwerden sehr bekannt.

Auch ein Mangel an Vitamin B12, Folsäure und Vitamin D kann zu lästigen Störungen führen, die mit einer angemessenen Supplementierung leicht behoben werden können.

Was sagt uns das? Dass bei der Beurteilung einer Störung immer auch andere Ursachen in Betracht gezogen werden sollten: Der Ansatz sollte so umfassend wie möglich sein.

Was genau geschieht in der Perimenopause?

Die Ursache für die Beschwerden in der Perimenopause ist ein Progesteronmangel, der auch dann möglich ist, wenn der Menstruationszyklus noch regelmäßig ist. In dieser Phase produzieren Sie nämlich Östradiol in unveränderter Menge, aber weniger Progesteron.

Die Symptome, die von diesem hormonellen Ungleichgewicht abhängen, sind:

- Mastodynie (schmerzende Brüste)
- Herzrasen
- Nächtliche Schweißausbrüche und Hitzewallungen
- Angstzustände und Stimmungsschwankungen
- Kopfschmerzen
- Unregelmäßige, schmerzhafte und oft hämorrhagische Zyklen
- Schlafstörungen

Östrogendominanz

Ein Rückgang der Progesteronproduktion führt zu einem erhöhten Östrogenspiegel: Man spricht von einer Östrogendominanz, die Symptome wie Blähungen, starke Monatsblutungen, Brustschmerzen und Reizbarkeit bis hin zu regelrechten Wutausbrüchen verursachen kann. Ich erinnere daran, dass während der Perimenopause die Östrogenspiegel starken Schwankungen unterliegen und von sehr hohen auf sehr niedrige Werte abfallen können, mit allen damit verbundenen Symptomen. Probleme wie vaginale Trockenheit, Schlaflosigkeit und Gedächtnis- und Konzentrationsstörungen, die typischerweise in den Wechseljahren auftreten, aber auch in der Perimenopause nicht selten sind, hängen mit dem Sinken des Östrogenspiegels zusammen.

Verminderte Insulinempfindlichkeit

Diese hormonellen Ungleichgewichte, die durch Progesteronmangel und Phasen mit reduziertem Östrogengehalt gekennzeichnet sind, verringern die Insulinsensitivität. Deshalb muss eine Insulinresistenz unbedingt bedacht, kontrolliert und behandelt werden (siehe Kapitel zu Insulin auf Seite 57).

Herzrasen

Das in dieser hormonellen Phase des Lebens einer Frau häufig auftretende Herzrasen scheint eine Folge der fehlenden stabilisierenden Wirkung des Progesterons zu sein: Tatsächlich kann eine Einnahme dieses Hormons das Herzrasen verbessern. Auch Magnesium kann hilfreich ist. Ich empfehle das ausdrücklich. Wer Probleme mit dem Darm hat, soll dabei zu Magnesiumbisglycinat, Magnesiumpicolinat oder Magnesiumglycerophosphat greifen.

Als differenzialdiagnostische Ursache für Herzrasen sollte immer an eine Schilddrüsenüberfunktion, eine Anämie (oft durch Eisenmangel bedingt) oder übermäßigen Koffeinkonsum (Vorsicht auch bei Schokolade) gedacht werden. Auch kardiale Ursachen wie Herzrhythmusstörungen (supraventrikuläre Tachykardie) oder Vorhofflimmern sollten ausgeschlossen werden.

Schweißausbrüche und Hitzewallungen

Es klingt vielleicht unglaublich, weil praktisch niemand davon spricht, aber Hitzewallungen und nächtliche Schweißausbrüche – die typischen Beschwerden der Wechseljahre – können schon Jahre vor dem eigentlichen Eintritt in diese Phase des Lebens auftreten. Also selbst dann, wenn die Frau noch regelmäßig menstruiert und genügend Östradiol, aber nicht mehr ausreichend Progesteron produziert. Hitzewallungen in der Perimenopause sind nicht zyklusabhängig, sie können also jederzeit auftreten: vor, während oder nach der Menstruation.

Meine Empfehlung: Der Verzicht auf Kohlenhydrate am Abend, auf Alkohol und Zucker, ein frühes Abendessen oder der gänzliche Verzicht darauf können bei Hitzewallungen und nächtlichen Schweißausbrüchen von großem Nutzen sein. Auch Magnesium ist eine wichtige Ergänzung.

Schlaf- und Stimmungsstörungen

Ein verminderter Progesteronspiegel vermindert die Fähigkeit, mit Stress umzugehen, verstärkt Ängste, verursacht schlechte bis depressive Stimmung, Gedächtnis- und Konzentrationsstörungen sowie Schlafstörungen.

Bekanntlich hat guter Schlaf, für den unter anderem die Hormone Melatonin und Somatotropin (GH) verantwortlich sind, eine erholsame und regenerative Funktion für unseren Organismus, und ein gestörter Schlaf, der mit einem Progesteronmangel einhergeht, kann chronische Schmerzen verursachen, die typisch für Fibromyalgie sind. In der Tat würden sich Fibromyalgie-Symptome durch eine Wiederherstellung des hormonellen Gleichgewichts, insbesondere des Progesterons, stark verbessern. Bei der Behandlung der Fibromyalgie sollte auch stets das Gleichgewicht der Mikronährstoffe mit den erforderlichen Nahrungsergänzungen, die Wiederherstellung des physiologischen zirkadianen Rhythmus und die Exposition gegenüber natürlichem Licht insbesondere in der Früh und vormittags sowie der Schutz vor künstlichem blauen Licht nach Sonnenuntergang berücksichtigt werden.

Kopfschmerzen und Migräne

Bei Frauen, die bereits anfällig für Kopfschmerzen und Migräne sind, kann sich die Situation aufgrund von Progesteronmangel und schwankenden Östradiolspiegeln verschlimmern.

Unregelmäßige, schmerzhafte Blutungen

Ein Progesteronmangel in Verbindung mit einem Überschuss an Östrogenen kann zu übermäßig starken und schmerzhaften Blutungen führen.

Perimenopause und Immunsystem

In der Phase der Perimenopause ist das Immunsystem besonders anfällig: Das Auftreten von Autoimmunerkrankungen ist deshalb gerade in dieser Zeit keine Seltenheit. Ich erinnere daran, dass 85 Prozent der Patienten mit Autoimmunerkrankungen Frauen sind und dass die hormonell empfindlichsten Phasen die Pubertät, die Perimenopause/Menopause und die Schwangerschaft sind. Man denke nur an die Autoimmunthyreoiditis, besser bekannt als die Hashimoto-Thyreoiditis.

Perimenopause und Gehirn

Das Gehirn kann unter den Hormonstürmen stark leiden. Heute ist bekannt, dass in denselben Lebensabschnitten, in denen ein erhöhtes Risiko für das Auftreten von Autoimmunerkrankungen besteht, auch die Wahrscheinlichkeit für das Auftreten von psychischen Erkrankungen größer ist. Ich erinnere mich noch an den Schock, den ich verspürte, als ich das Buch „Brain Food" von Lisa Mosconi, Neurowissenschaftlerin in New York und Leiterin des Alzheimer-Präventionsprogramms am Presbyterian Hospital, las. Sie zeigt darin auf, dass Alzheimer bei Frauen in der Menopause beginnt. Bei dazu veranlagten Frauen wirkt die Menopause als Beschleuniger.

Mir ist es aber ein Anliegen, Sie zu beruhigen. Viele von Ihnen sagen zu mir: „Ich muss alles aufschreiben, sonst vergesse ich es" oder „Ich bin nicht mehr die, die ich einmal war" oder „Ich habe Angst, dass andere bemerken, dass ich alles vergesse". Das ist völlig normal. In dieser Phase des hormonellen Ungleichgewichts wird auch das Gehirn in Mitleidenschaft gezogen, und die Folge ist ein leichter, kognitiver Rückgang, der aber vorübergehend ist. Und man kann etwas dagegen tun – ich spreche aus persönlicher Erfahrung. Ausreichend Omega-3-Fettsäuren zu sich nehmen, sich kohlenhydratarm ernähren und zu bioäquivalenten Hormonen greifen. Sehr wichtig ist auch, auf die Qualität des Schlafes zu achten, der für die Regeneration des Gehirns unerlässlich ist. Aber gerade in der Perimenopause kann der Schlaf schlecht sein, wie viele von Ihnen gut wissen. Auch in diesem Fall spielen Ernährung, das Gleichgewicht der Mikronährstoffe sowie die morgendliche Exposition gegenüber natürlichem Licht eine entscheidende Rolle.

Ihre Fragen zur Perimenopause

Kann ich während der Perimenopause schwanger werden?
In dieser hormonellen Phase ist eine Frau immer noch potenziell fruchtbar, daher ist es besser, eine Verhütungsmethode zu wählen, mit der Sie sich sicher und ruhig fühlen können. Ich erinnere daran, dass die Körpertemperatur ein einfacher Indikator für den Eisprung ist. Zu dieser Zeit – es handelt sich um die fruchtbarsten Tage – steigt die Temperatur um 0,3 bis 0,5 Grad Celsius an. Wenn die Basaltemperatur nicht ansteigt, ist der Zyklus wahrscheinlich anovulatorisch, ein Eisprung bleibt also aus. Andernfalls sollten Sie sich für ein Kondom oder eine hormonelle Verhütungsmethode entscheiden.

Wie kann ich starke Blutungen vermeiden?
Neben der Antibabypille stehen auch die Hormonspirale und eine Therapie mit natürlichem Progesteron zur Verfügung. Diese empfehle ich Ihnen in angemessener Dosierung zur Einnahme über den Mund oder vaginal. Bei starken Blutungen reicht es meiner Erfahrung nach nicht aus, Progesteron transdermal, also über die Haut, zu verwenden.

Wie erkenne ich, dass ich in der Perimenopause bin, wenn ich eine Hysterektomie (Entfernung der Gebärmutter) hatte?

Wenn die Gebärmutter operativ entfernt wurde, gibt es keine Menstruationsblutung mehr, aber es gibt Frauen, die spüren, dass und ob sie einen Eisprung haben. Oder Sie können die Basaltemperatur messen, die sich, wie gesagt, während des Eisprungs um etwa 0,3 bis 0,5 Grad Celsius erhöht. Sie können auch den FSH-Wert messen, der sich in der prämenopausalen Phase jedenfalls erhöht, aber unter 25 IE/l bleibt. Vergessen Sie jedoch nicht, dass der FSH-Wert in dieser Zeit stark schwankt: Es kann dennoch nützlich sein, ihn zu messen, um die Menopause auszuschließen.

Wie weiß ich, dass ich in der Menopause bin, wenn ich die Hormonspirale verwende?

Da es bei diesen Hormonspiralen häufig keinen Zyklus gibt, spricht das Auftreten von Symptomen wie Hitzewallungen, Nachtschweiß und Scheidentrockenheit für den Eintritt in die Wechseljahre.

ENDLICH IN DEN WECHSELJAHREN

Die Wechseljahre (Menopause) markieren das Ende des Menstruationszyklus einer Frau. Davon spricht man, wenn die Menstruation 12 Monate lang ausgeblieben ist: In Italien liegt das Durchschnittsalter für den Beginn der Menopause bei 51 Jahren. Ich möchte daran erinnern, dass die Perimenopause, die durch hormonelle Schwankungen gekennzeichnet ist, bereits 10 Jahre früher beginnen kann.

In der Menopause erschöpft sich die Funktion der Eierstöcke bzw. der Follikel, die nicht mehr produziert werden. Deren Aufgabe ist es, Östrogen und Progesteron zu produzieren. In den Eierstöcken, genauer gesagt in den Leydig-Zellen, die sich in ihrem Zentrum befinden, wird auch ein weiteres Hormon, nämlich Testosteron, synthetisiert, dessen Produktion auch noch einige Jahre nach den Wechseljahren weitergeht. Frauen, die zuvor ovarektomiert wurden, denen also beide Eierstöcke entfernt wurden, oder die sich einer Ganzkörper- oder Beckenbestrahlung unterziehen mussten, fehlt damit auch das Testosteron, was zu einer heftigen Verschlimmerung aller Wechseljahresbeschwerden führt.

Die Fortpflanzungshormone der Frau verändern sich in den Wechseljahren dramatisch: Östrogen und Progesteron nehmen ab, die Hormone FSH und LH steigen an, und FSH bleibt für

den Rest des Lebens erhöht. Aber das sind nicht die einzigen Hormone, die sich verändern.
Der Rückgang der Östrogene, der unregelmäßig sein kann, ist die Hauptursache für die meisten Wechseljahressymptome. Etwa ein Drittel der Frauen erlebt bereits in der Perimenopause, etwa im Alter von 45 Jahren, einen starken Anstieg des Östradiols und dann einen starken Rückgang. Bei anderen nimmt der Östradiolspiegel nur langsam und stetig ab. In jedem Fall befinden sich alle Frauen nach der letzten Menstruation auf demselben Punkt: Sie haben ein erhebliches Östrogendefizit.

Symptome der Menopause

Typische Symptome

Die Hauptsymptome sind:

- Hitzewallungen
- Starkes Schwitzen, vor allem nachts
- Gelenkschmerzen
- Stimmungsschwankungen
- Angstzustände
- Depression
- Reizbarkeit
- Scheidentrockenheit
- Dyspareunie (Schmerzen beim Geschlechtsverkehr)
- Vermindertes sexuelles Verlangen
- Wassereinlagerungen
- Harninkontinenz
- Gewichtszunahme

Atypische Symptome

Es gibt auch atypische Symptome, die Sie vielleicht nicht für eine Folge des hormonellen Ungleichgewichts der Wechseljahre halten und unter denen viele von Ihnen leiden:

- Herzrasen
- Gedächtnis- und Konzentrationsprobleme
- Juckreiz in den Ohren und am Körper
- Schlechter Körper- und Intimgeruch
- Wiederkehrende Harnwegsinfektionen
- Vaginaler Juckreiz
- Verminderte Sehkraft
- Trockene Augen und Mundhöhle
- Schwindel
- Kopfschmerzen
- Feines und brüchiges Haar; Haarausfall

Oft wenden sich Frauen wegen einiger der soeben genannten Symptome an den Arzt, aber nicht immer werden diese auf das für die Wechseljahre typische Hormondefizit zurückgeführt. Leider folgt in vielen, allzu vielen Fällen keine angemessene Therapie. Lassen Sie mich das erklären: Wie bereits erwähnt, kommt es vor, dass Stimmungsschwankungen und Depressionen mit Antidepressiva behandelt werden oder dass Gelenkschmerzen – von denen mehr als 21 Prozent der Frauen in den Wechseljahren betroffen sind – oder Fibromyalgie – deren Auftreten aufgrund des hormonellen Ungleichgewichts typisch für diese Lebensphase ist – mit entzündungshemmenden Medikamenten, oft Antirheumatika, behandelt werden ... obwohl eine Änderung des Lebensstils und eine gut konzipierte Therapie mit bioäquivalenten Hormonen die eben genannten Probleme sofort lösen würde.

Nicht selten bekommen Frauen von ihrem Arzt oder Gynäkologen zu hören: „Aber das ist doch eine normale Phase des Lebens“, „Damit muss man sich abfinden“, „Das habe ich auch schon erlebt“. Eine solche Haltung kann ich nicht akzeptieren, schon gar nicht, wenn sie von einer Frau kommt: Ich glaube, wir haben das Recht, uns wohlzufühlen und über Behandlungsmöglichkeiten informiert zu werden. Dann liegt es natürlich an jeder von uns zu entscheiden, was wir tun möchten.

In den folgenden Abschnitten möchte ich auf einige der besonderen Aspekte und Bedingungen der Wechseljahre eingehen. Wenn Sie die Symptome und ihre Ursachen verstehen, wird es Ihnen leichter fallen, sich rechtzeitig mit ihnen auseinanderzusetzen.

Hitzewallungen

Ein bekannter italienischer Gynäkologe sagte einmal: „Wenn Männer Hitzewallungen hätten, wäre ein Heilmittel schon vor Jesus Christus gefunden worden.“ Ich neige dazu, das zu glauben!

Hitzewallungen, die sich in Dauer und Häufigkeit von Frau zu Frau mitunter unterscheiden, können schon vor Beginn der Menopause, d. h. in der Perimenopause, auftreten.

Laut einer Studie der Weltgesundheitsorganisation (WHO) leiden 85 Prozent der Frauen in den Wechseljahren unter Hitzewallungen, und zwar durchaus auch 10-mal am Tag (ich bin ein Paradebeispiel dafür). Eine Hitzewallung kann einige Minuten bis zu 30 Minuten dauern, sie können sporadisch oder häufig im Laufe des Tages und in der Nacht auftreten und den Schlaf erheblich beeinträchtigen. Bei manchen Frauen treten Hitzewallungen vor allem nachts auf, was auf einen stärkeren Abfall der Östrogene zurückzuführen ist. Hitzewallungen können jahrelang, sogar bis zu 10 Jahre, anhalten. Ihre genaue Ursache ist noch nicht geklärt; die wahrscheinlichste Theorie geht von einem Ungleichgewicht im Thermoregulationssystem als Folge des schwankenden Östrogenspiegels aus, mit erhöhter pulsatiler (stoßweiser) Sekretion von FSH durch die Hypophyse, was auch erklärt, warum die Hitzewallungen in Abständen auftreten. Ich rate dazu, Hitzewallungen ernst zu nehmen, denn sie sind nicht nur schwer zu ertragen, sondern auch Ausdruck eines starken Östrogenmangels mit seinen möglichen Auswirkungen auf allen Ebenen unseres Körpers: Scheidentrockenheit und Schmerzen beim Geschlechtsverkehr, wiederkehrende Blasenentzündungen, kognitive Probleme, erhöhtes Schlaganfallrisiko, Osteoporose – um es einfach auszudrücken: Fast jede Struktur in unserem Körper hat Östrogenrezeptoren.

Frauen mit häufigen Hitzewallungen haben einen größeren Östrogenmangel im Gehirn, was zu einer erhöhten Anfälligkeit des Gehirns und dem Auftreten von neurovegetativen, emotionalen, kognitiven und motorischen Symptomen führt. Diese Frauen haben auch seltener Blutdruckschwankungen innerhalb von 24 Stunden bzw. sie haben oft kein „Dipping", d. h. keinen nächtlichen Abfall des Blutdrucks, was sie einem größeren kardiovaskulären Risiko aussetzt, auch weil ihre Blutdruckwerte häufig erhöht sind.

Wie bereits erwähnt, verursachen nächtliche Hitzewallungen Schlafstörungen, die zu Tagesmüdigkeit, Stimmungsschwankungen und einem Verlust des Selbstwertgefühls führen. Nicht selten treten auch Gedächtnis- und Konzentrationsprobleme auf: Der unterbrochene Schlaf gibt unserem Gehirn nämlich nicht die Möglichkeit, Informationen vom Kurzzeit- in das Langzeitgedächtnis zu übertragen. Patientinnen sagen oft zu mir: „Frau Doktor, ich erinnere mich an nichts mehr und habe Probleme, mich zu konzentrieren."

Ich möchte Ihnen die Daten einer interessanten Studie mit über 3000 teilnehmenden Frauen vorstellen: Hitzewallungen stehen in Zusammenhang mit Insulinresistenz und Gewichtszunahme mit HbA1c-Werten (glykiertes Hämoglobin) von 5,7 Prozent sowie einer Neigung zu Bluthochdruck, Dyslipidämie (eine Fettstoffwechselstörung) und Arteriosklerose.

Ein Rückgang des Östrogenspiegels verringert die Empfindlichkeit der Serotoninrezeptoren und trägt so zu den Veränderungen in der Temperaturregulation, zu den Hitzewallungen und Depressionen bei. Ich erinnere daran, dass Serotonin ein wichtiger Neurotransmitter für Entspannung und positive Stimmung ist. Dies erklärt, warum Ärzte häufig Antidepressiva der SSRI-Kategorie verschreiben, um einen Zustand zu behandeln, der die Folge eines hormonellen Ungleichgewichts ist. Wie wir sehen werden, wäre es auf jeden Fall besser, auf den Lebensstil einzuwirken und über eine bioäquivalente Hormonersatztherapie nachzudenken.

Gehirn und Menopause

Gedächtnis- und Konzentrationsstörungen

Gedächtnis- und Konzentrationsstörungen gehören zu den häufigsten Beschwerden in den Wechseljahren, aber ich stelle immer wieder fest, dass sich die Frauen meist nicht bewusst sind, dass sie die Folge eines Hormonmangels sind. Der Rückgang der Östrogene ist in der Tat eine wichtige Ursache. Gedächtnisverlust und kognitive Verlangsamung mit zunehmendem Alter sind kein unausweichliches Schicksal: Östradiol verbessert die Gehirnfunktion, denn es wird direkt im Gehirn produziert und wirkt dort als Neuromodulator. Denken Sie an die Rolle von Östradiol bei der Regulierung der Stimmung, des Sozialverhaltens, der kognitiven Funktionen

und des Gedächtnisses sowie an seine schützende Funktion gegen neurodegenerative Prozesse. Faszinierende Studien haben gezeigt, dass Östradiol die synaptische Plastizität beeinflussen und das Wachstum von Synapsen im Gehirn fördern kann, wodurch die Kommunikation zwischen Neuronen verbessert und die Bildung neuer neuronaler Verbindungen gefördert wird. Vergessen wir nicht, dass zu den kognitiven Störungen, von denen Frauen in den Wechseljahren betroffen sein können, auch Probleme bei der Organisation und Planung des Alltags gehören. Die in den USA durchgeführte SWAN-Studie ergab, dass Frauen in der Perimenopause, also unmittelbar vor dem Eintritt in die Wechseljahre, 1,4-mal häufiger Gedächtnisstörungen aufweisen als Frauen vor der Menopause. Andererseits wissen wir aus anderen wissenschaftlichen Studien, dass die Hormonersatztherapie die kognitive Leistungsfähigkeit verbessert, da Östrogen den kognitiven Verfall verringert. Andere Beobachtungsstudien belegen einen Rückgang der Alzheimer-Krankheit bei Frauen, die eine Hormonersatztherapie einnehmen: Je nachdem, wann damit begonnen wird, kann das Risiko, an Alzheimer zu erkranken, beeinflusst werden: je früher, desto besser. Frauen, die früh in die Menopause kommen, haben ein höheres Risiko, an Demenz zu erkranken.
Die schützende Wirkung gegen Alzheimer und den kognitiven Verfall ist offensichtlich auf Östradiol zurückzuführen, keinesfalls auf Medikamente, die synthetisches Östrogen enthalten oder Östrogen, das aus dem Urin trächtiger Stuten gewonnen wird (das in der WHI-Studie, der *Women's-Health*-Initiative, untersucht wurde, auf die wir später eingehen werden). Auch das Progesteron (das natürliche und nicht das synthetische Progesteron) spielt hier eine wichtige Rolle: Seine Anwendung in den Wechseljahren verbessert das Gedächtnis und die kognitiven Funktionen insgesamt erheblich.

Stimmungsschwankungen

Weitere sehr häufige Beschwerden in den Wechseljahren sind Stimmungsschwankungen, die bis hin zu Depressionen, Angstzuständen und Reizbarkeit reichen können. Ab dem 40. Lebensjahr können die emotionalen Symptome mit dem schwankenden (perimenopausalen) oder abnehmenden (menopausalen) Hormonspiegel zusammenhängen.

Eine vorzeitige oder chirurgische Menopause ist mit einem erhöhten Risiko für Depressionen verbunden, ebenso wie bei Frauen, die unter dem prämenstruellen Syndrom und postpartalen Depressionen gelitten haben, bei denen Stimmungsstörungen häufig auf einen niedrigen Progesteronspiegel zurückzuführen sind. Bioäquivalentes Progesteron, das abends vor dem Schlafengehen oral eingenommen wird, und Östrogen zur Verbesserung der Stimmung sind die empfohlene Behandlung bei diesen Störungen. Es sei daran erinnert, dass oral eingenommenes Progesteron größtenteils in Allopregnanolon umgewandelt wird, einen starken Progesteronmetaboliten und Modulator der GABA-Rezeptoren, an die auch angstlösende Substanzen wie Benzodiazepine binden: Die stimmungsaufhellende Wirkung führt zu Wohlbefinden und verbessert vor allem die Schlafqualität bei Frauen in den Wechseljahren und in der Perimenopause.

Reizbarkeit und Wutausbrüche, die in der Perimenopause nicht selten sind, sind Zeichen einer hormonellen Umstellung: Auch wenn Sie noch regelmäßige Menstruationszyklen haben, handelt es sich häufig um anovulatorische Zyklen mit einer geringeren Produktion von Progesteron, dem Hormon, das uns, wie wir gesehen haben, beruhigt.

Eine Blutabnahme zur Beurteilung der Hormonkonzentration ist in dieser Phase nicht immer sinnvoll, denn sie ist so schwankend, dass eine Untersuchung wie ein Selfie ist: Sie haben nur den Moment fotografiert und Ihre Werte können sogar im

Normalbereich liegen. In der Perimenopause lohnt es sich, bioäquivalentes Progesteron einzunehmen, wenn Sie sich in der Luteinphase befinden, d.h. in der zweiten Hälfte Ihres Zyklus. Eine bioäquivalente Hormonersatztherapie kann sehr hilfreich sein, aber warten Sie nicht zu lange damit: Es ist wichtig, Hormone zu ergänzen, sobald ein Mangel auftritt. Warten Sie also nicht zu lange ab und erwarten dann ein Wunder.
Denken Sie jedoch immer daran, was Ihnen guttut: ein bisschen mehr Zeit für sich selbst, ausreichend Schlaf, natürliches Licht, Sport, wenig Alkohol, kohlenhydratarme Ernährung.

Herz und kardiovaskuläre Gesundheit

Ein weiteres Risiko für die Frau in den Wechseljahren sind Herz-Kreislauf-Erkrankungen. Wenn ich meine Patientinnen frage, was ihrer Meinung nach die häufigste Todesursache bei Frauen ist, lautet die Antwort unweigerlich: Brustkrebs. Falsch! Der Herzinfarkt ist die häufigste Todesursache bei Frauen, viel häufiger als Brustkrebs. Wir wissen, dass Männer generell ein höheres Risiko haben, einen Herzinfarkt zu erleiden als Frauen; dies gilt jedoch nur bis zum Eintritt in die Wechseljahre, danach ist das Risiko für beide Geschlechter gleich hoch. Frauen sterben doppelt so häufig an einem Herzinfarkt wie Männer. Aber warum? Das werden wir gleich sehen.
Es ist inzwischen wissenschaftlich erwiesen, dass Östrogene eine schützende Wirkung auf das Herz haben und dass die Hormonersatztherapie die Arteriosklerose verringert, was die Überlebenschancen verbessert. Wir dürfen nicht vergessen, dass viszerales Fett, das sich im Bauchraum und den Organen ansammelt – jenes Fett also, das uns die typische Apfelform verleiht –, sowie eine Insulinresistenz das Risiko für Herz-Kreislauf-Erkrankungen erheblich erhöhen. Hier müssen wir unbedingt mit einer Veränderung unseres Lebensstils eingreifen.

Ich möchte auch darauf hinweisen, dass die Symptome eines Herzinfarkts bei Frauen nicht unbedingt diejenigen sind, die beim Mann beschrieben werden, nämlich starke Schmerzen in der Brust, die oft in den Hals, den Kiefer, den linken Arm und die Schulter oder den Rücken ausstrahlen. Bedenken Sie, dass die meisten wissenschaftlichen Studien über Herzinfarkte und kardiovaskuläre Risiken an Männern durchgeführt wurden ... aber wir Frauen sind nicht gleich, und tatsächlich können die Symptome eines Herzinfarkts bei Frauen zweifellos alle oben genannten sein, aber nuancierter und anders: weniger starke Schmerzen in der Brust (vielleicht, weil wir Frauen Schmerzen besser ertragen können?), Rücken- oder Kopf- und Nackenschmerzen, extreme Müdigkeit, Atemnot ... Wir wissen, dass eine Frau, die von diesen Symptomen betroffen ist, im Allgemeinen nicht innehält, sondern denkt: „Das geht schon vorbei!“

Schlafstörungen

Der Schlaf spielt eine zentrale Rolle bei der Reduzierung von Entzündungen, bei den Reparaturprozessen des Körpers und beim Gleichgewicht des Immunsystems. Er ist wichtig für die Gesundheit unseres Gehirns: Gestörter Schlaf beeinträchtigt unser Kurzzeitgedächtnis und unsere Reaktionsfähigkeit, macht uns weniger widerstandsfähig gegen Stress und sorgt für schlechte Laune.

Wussten Sie, dass Schlaf entscheidend für unseren Blutzuckerspiegel und unser Gewicht ist? Schlechter Schlaf reduziert Leptin, das Sättigungshormon, und erhöht Ghrelin, das Hungerhormon. Wir wissen alle, wie stark Essen mit unseren Emotionen verbunden ist.

Wir müssen auf die Qualität unseres Schlafes achten und nicht so sehr auf die Anzahl der Stunden, die wir schlafen.

Mehr als 50 Prozent von uns Frauen in den Wechseljahren klagen über Schlafstörungen: Wir wachen in der Regel gegen 3 bis 4 Uhr morgens auf und haben Schwierigkeiten, wieder einzuschlafen. Manchmal haben wir Tage, an denen wir gut schlafen, gefolgt von Zeiten mit schlechtem Schlaf. Eine Nacht mit schlechtem Schlaf können wir sicherlich kompensieren, aber wenn es mehr als eine Nacht ist, wird der Tag sehr anstrengend, Nervosität, Reizbarkeit, Müdigkeit und Kopfschmerzen treten auf, sodass wir schließlich zu Schlafmitteln greifen.
Die häufigsten Ursachen für schlechten Schlaf in der Perimenopause und den Wechseljahren sind zweifellos Hitzewallungen und starkes Schwitzen (viele Frauen erzählen mir, dass sie schweißgebadet aufwachen und sich umziehen müssen), aber auch Gelenkschmerzen, häufiger nächtlicher Harndrang und Angstzustände. Es ist bekannt, dass wir, wenn wir nachts aufwachen und anfangen zu denken, im Geiste Filme drehen, die einen Oscar verdient hätten! Wir Frauen sind darauf spezialisiert.
Natürlich kann man nicht alle Schlafstörungen auf die hormonellen Veränderungen zurückführen, aber wenn die oben genannten Symptome auftreten, ist der Zusammenhang recht wahrscheinlich und die Behandlung klar: Die Einnahme von Progesteron vor dem Schlafengehen erweist sich aufgrund der erhöhten Produktion von GABA, das entspannend wirkt, als äußerst nützlich. Östrogen regt die Verarbeitung von Serotonin im Gehirn an und damit auch von Melatonin, das bekanntlich einen großen Einfluss auf unseren zirkadianen Rhythmus und den Schlaf hat.

WIE MAN BESSER SCHLÄFT

Unter diesen Ratschlägen finden Sie vielleicht einige, die Ihnen zusagen. Über einige habe ich bereits auf den vorhergehenden Seiten geschrieben.

- **Bleiben Sie am Abend leicht.** Mit leerem Magen ins Bett zu gehen, ist nicht jedermanns und jederfraus Sache. Wer es also mit intermittierendem Fasten probieren will, sollte in sich hineinhorchen, um herauszufinden, ob es besser ist, das Abendessen oder das Frühstück auszulassen. Eine gute Strategie ist es, zwischen dem Abendessen und dem Zubettgehen mindestens 3 Stunden verstreichen zu lassen: Viele Frauen berichten mir, dass sie auf diese Weise besser schlafen, dass sie weniger Hitzewallungen haben, bei einigen sind diese sogar verschwunden.
- **Halten Sie eine kohlenhydratarme Ernährung ein.** Das ist gut für Ihre Taille, bekämpft eine mögliche Insulinresistenz und fördert durch den Verzicht auf industriell verarbeitete Lebensmittel einen erholsamen Schlaf.
- **Reduzieren Sie Ihren Alkoholkonsum.** Der Genuss von Alkohol kann Sie zunächst beruhigen und zum Einschlafen bringen. Seien Sie jedoch vorsichtig, denn Alkohol stört Ihren Schlaf und macht Sie am nächsten Tag müde. Gar nicht zu reden davon, dass das abendliche Glas Wein die Ausschüttung des Wachstumshormons hemmt, das ein leistungsstarker Fettverbrenner ist.
- **Verwenden Sie eine Blaublocker-Brille.** Diese Brille, die Sie abends zu Hause tragen, blockiert das blaue Licht von Fernsehern, Mobiltelefonen, Tablets und LED-Beleuchtung: Blaues Licht hemmt die Produktion von Melatonin, das für den Schlaf unerlässlich ist.

- **Achten Sie auf Kaffee.** Ich liebe ihn, aber ich musste lernen, mit ihm richtig „umzugehen".
- **Fotobiomodulation (FBM).** Der Kauf einer FBM-Lampe hat zahlreiche Vorteile, auch für die Schlafqualität. Denken Sie daran, dass FBM mit ihrem roten und infraroten Licht die Mitochondrien, die Kraftwerke des Körpers, stimuliert.
- **Legen Sie sich jeden Tag zur selben Zeit hin und stehen Sie zur selben Zeit auf.** Das ist eine erfolgreiche Strategie, um Ihre innere Uhr zu regulieren. Letztendlich ist es die Qualität und nicht die Quantität des Schlafs, die den Unterschied ausmacht, und mit Geduld können Sie eine zufriedenstellende Schlafroutine entwickeln.
  Und wenn Sie nachts stundenlang wach bleiben, setzen Sie Ihre Blaublocker-Brille auf, stehen Sie auf, gehen Sie auf die Toilette, spazieren Sie durch das Haus, lesen Sie und gehen Sie dann, wenn Sie wieder müde sind, ins Bett.

Das urogenitale Syndrom

Alle urogenitalen Gewebe reagieren besonders empfindlich auf Östrogen, daher machen die in dieser Phase typischen Schwankungen dieses Gewebe anfällig. Über 70 Prozent der Frauen berichten über Probleme mit Scheidentrockenheit und Dyspareunie, also Schmerzen beim Geschlechtsverkehr. Leider handelt es sich nicht nur um eine vaginale Trockenheit, sondern um viel mehr, weshalb es richtiger ist, von einem „urogenitalen Syndrom" zu sprechen.

Das Harnwegsystem enthält Östrogenrezeptoren in der Harnröhre und der Blase, was die meisten der Symptome erklärt. Vaginale Trockenheit ist nur die Spitze des Eisbergs, es ist treffender, von vaginaler Atrophie zu sprechen, die sich über Monate und Jahre entwickelt. Ursache ist ein Östrogenmangel, der sich zunächst durch eine Ausdünnung der Schleimhaut bemerkbar macht, was zu lokalem Juckreiz, Brennen oder Schmerzen führt, insbesondere beim Geschlechtsverkehr. Mit der Zeit wird die Schleimhaut immer dünner, die Vagina verliert an Elastizität, beim Geschlechtsverkehr bilden sich kleine Risse, und der Scheideneingang kann so klein werden, dass ein Eindringen unmöglich ist. Außerdem fühlt sich die Frau beim Tragen enger Hosen, beim Radfahren oder bei langem Sitzen unwohl. Aufgrund des atrophischen Prozesses und der Veränderung des natürlichen pH-Wertes in der Vagina lässt der daraus resultierende Juckreiz die Frau vermuten, dass sie an einer Pilzinfektion, z. B. *Candida,* leidet: Ich möchte Sie jedoch daran erinnern, dass diese Infektionen bei ausreichendem Östrogengehalt auftreten, also sehr selten in den Wechseljahren. Die Veränderung des pH-Wertes, der ansteigt und basisch wird, bietet einen fruchtbaren Boden für bakterielle Infektionen, und die Darmkeime werden virulent. Der normale vaginale pH-Wert ist niedrig, weil er sauer ist und einen Wert zwischen 4 und 4,7 hat, der uns vor Infektionen schützt.

Deshalb empfehle ich meinen Patientinnen, ihren Intimbereich mit Wasser zu waschen und nicht mit all den Reinigungsmitteln, die den physiologischen pH-Wert der Scheide beeinflussen.

Die oben erwähnten Störungen sind eine wichtige Ursache für ein vermindertes sexuelles Verlangen, auf das wir später noch eingehen werden. Die Frauen werden darüber nicht ausreichend informiert, sie sind sich selbst überlassen, bekommen sogar gesagt, dass sie ab 50 oder 60 Jahren keinen Sex mehr brauchen! Ich möchte Sie daran erinnern, dass regelmäßige sexuelle Aktivität Ihre Vagina gut befeuchtet hält und darüber hinaus zahlreiche weitere Vorteile auf geistiger und körperlicher Ebene mit sich bringt. Leider erhalten nicht viele Frauen von ihrem Arzt den Rat, einfach feuchtigkeitsspendende Vaginalcremes auf Basis von Hyaluronsäure aufzutragen, um die Scheidentrockenheit zu bekämpfen, die als Folge eines Austrocknungsprozesses interpretiert wird. Das ist jedoch nicht der Fall, denn um diese ernste Störung, die durch einen Östrogenmangel verursacht wird, zu behandeln und zu beheben, muss das fehlende Östrogen ergänzt werden.

In diesem Fall wirkt lokal angewendetes Östriol, als Zäpfchen oder Vaginalcreme, hervorragend: Die Schleimhaut erholt sich, der pH-Wert normalisiert sich, die Beschwerden verschwinden! Östriol ist das schwächste Östrogen und verbleibt an Ort und Stelle, ohne in den Blutkreislauf aufgenommen zu werden, es wird höchstens eine geringe oder harmlose Menge aufgenommen; es eignet sich auch hervorragend für Frauen, die an einem hormonsensitiven Brustkrebs litten.

Mit der Behandlung Ihrer Vagina sollten Sie nicht warten, bis Sie die meisten der oben genannten Probleme haben, denn das würde bedeuten, dass der Hormonmangel schon lange besteht. Oder würden Sie Ihre geliebten Pflanzen wochen- oder monatelang ohne Wasser im Haus stehen lassen? Eine weitere Möglichkeit ist auch die CO_2-Lasertherapie, die auch in Kombination mit einer lokalen Östrioltherapie eingesetzt werden kann.

Da Androgenrezeptoren im gesamten Beckenboden und im unteren Harntrakt vorhanden sind, kann ein Testosteronmangel zu den Symptomen des „urogenitalen Syndroms" beitragen. Daher kann eine lokale Testosteronersatztherapie in Form einer maßgeschneiderten Creme im Rahmen einer gut konzipierten Hormonersatztherapie eine große Hilfe sein und in den meisten Fällen die vaginale Trockenheit und Atrophie beheben. Die Testosteronsubstitution hat sich auch bei Frauen mit Harninkontinenz als sehr nützlicher Therapieansatz erwiesen, wie wir gleich noch sehen werden. Es können auch galenische Mischpräparate aus Östriol und Testosteron entwickelt werden oder

beide Hormone einzeln verabreicht werden, um deren Nutzen zu maximieren.
Mit der Zeit treten auch Harnröhrenbeschwerden, rezidivierende Blasenentzündungen, Harninkontinenz auf – Probleme, über die niemand spricht. Weder wir Frauen noch die Ärzte. Oder liege ich falsch?

Harninkontinenz

In den Wechseljahren hängt die Harninkontinenz mit einer übermäßigen Entspannung des Beckenbodens zusammen, der aus einer Gruppe von Muskeln und Bändern im unteren Teil der Bauchhöhle besteht, die die Blase, die Gebärmutter, die Scheide und den Mastdarm umschließen. Die Kontraktion dieser Muskeln ermöglicht die Kontinenz von Urin und Stuhl. Der für die Wechseljahre typische Hormonabfall ist für die Erschlaffung dieser Muskeln verantwortlich, was zu Urinverlust oder Harninkontinenz führt.
Etwa 50 Prozent der Frauen in den Wechseljahren leiden unter Harninkontinenz. Das ist eine ganze Menge, und wer weiß, wie viele von Ihnen beim Laufen, Springen oder Niesen schon einmal Urin verloren haben. Diese Form der Inkontinenz, die als Belastungsinkontinenz bezeichnet wird, weil Druck auf die Blase ausgeübt wird, ist von der Dranginkontinenz zu unterscheiden, die durch das plötzliche Gefühl gekennzeichnet ist, dass der Urinabgang unmittelbar bevorsteht (diese Erfahrung haben Sie gemacht, wenn Sie eine Blasenentzündung oder eine Harnwegsinfektion hatten). Darüber hinaus gibt es Mischformen der beiden oben genannten Inkontinenzarten.
Die Belastungsinkontinenz, die zunächst in leichter Ausprägung auftritt, wird nicht nur durch Hormonmangel, sondern auch durch eine gleichzeitige Schwäche des Beckenbodens und des Harnröhrenverschlusses verursacht. Denken Sie daran, dass die

Harnröhre durch die Muskelschicht des Beckenbodens verläuft, daher wird klar, dass eine Schwäche des Beckenbodens zu einem unzureichenden Verschluss der Harnröhre führt.

Übergewicht in den Wechseljahren verschlimmert die Situation: Schon eine Gewichtsabnahme von nur 5 Prozent verringert den Druck des Bauchfettes auf die Blase deutlich und kann die Inkontinenzbeschwerden um 50 Prozent reduzieren.

Aber auch wenn der Beckenboden gut funktioniert, kann es zu Problemen mit Harninkontinenz kommen, da Vagina, Harnröhre und Blase viele Hormonrezeptoren beherbergen und in den Wechseljahren ein Hormondefizit besteht. Daraus ergibt sich, dass der therapeutische Ansatz bei Harninkontinenz ein zweifacher sein muss: Stärkung des Beckenbodens und Ausgleich des Hormonhaushalts. Behalten Sie dies im Hinterkopf!

Dranginkontinenz kann die Folge einer rezidivierenden oder sogar chronischen Blasenentzündung sein, bei der das mikrobiotische Gleichgewicht der Blase aus dem Gleichgewicht geraten ist, die deshalb ständig gereizt wird. Da beißt sich die Katze in den Schwanz, ein Teufelskreis entsteht.

Harninkontinenz wird unterschätzt oder wenig beachtet, Frauen sprechen nicht oder nur wenig darüber, vielleicht aus Scham. Wenn die Ursache ein Östriolmangel ist, löst die Anwendung von Östriol das Problem. Bei vielen Frauen geht nämlich die vaginale Atrophie der Inkontinenz um Jahre voraus, sodass die Anwendung von Östriol in den meisten Fällen die Atrophie beseitigt und somit die Inkontinenz verhindert.

Ich erinnere Sie, wie ich bereits oben geschrieben habe, an die einschneidende Rolle, die das Testosteron auch bei der Harninkontinenz spielt. Ich halte es für ein Hormon, das für unser Wohlbefinden in den Wechseljahren entscheidend ist. Besprechen Sie die Harninkontinenz mit Ihrem Gynäkologen, Ihrem Urologen, Ihrem Hausarzt und suchen Sie sich Physiotherapeuten, die erfahren sind im Bereich Beckenbodengymnastik sind. Unterschätzen Sie das Problem nicht!

Ich rate meinen Patientinnen immer, Cremes niemals mit einem Applikator in die Vagina einzuführen, sondern sie mit Einweghandschuhen selbst einzubringen. Auf diese Weise verhindert man selbst kleinste Verletzungen und kann das Hormon besser verteilen.

Gelenke

Über die Hälfte der Frauen in den Wechseljahren klagt über Gelenk- und Muskelschmerzen. Für manche ist es eine richtige Herausforderung, morgens aus dem Bett zu kommen. Nicht selten leiden Frauen in der Menopause unter Polyarthralgie. Manchmal ist dies das Hauptsymptom der Wechseljahre, das aber nicht immer mit den Veränderungen in dieser Lebensphase in Verbindung gebracht wird. Dabei ist die Ursache genau der Östrogenmangel, der auf zwei Ebenen wirkt: Einerseits beeinflussen die niedrigeren Hormonspiegel direkt Gelenke, Bindegewebe, Knorpel und Knochen, die reich an Östrogenrezeptoren sind, und zum anderen treten die Schmerzen auf, da die mäßig entzündungshemmende, schmerzlindernde und leicht immunsuppressive Wirkung der Östrogene ausbleibt. Aus diesem Grund klagen Frauen, die zur Behandlung von Brustkrebs eine Therapie mit Aromatasehemmern (das Enzym, das Testosteron in Östradiol umwandelt) erhalten, über oft sehr starke Knochenschmerzen.

In der Perimenopause wird häufig eine Fibromyalgie diagnostiziert, die zu weit verbreiteten Schmerzen, schlechter Schlafqualität und chronischer Müdigkeit führt.

Sehr oft kann nach sorgfältiger Bewertung des gesamten Hormonprofils eine Supplementierung von Progesteron und der

fehlenden Hormone, eine Änderung der Ernährungsgewohnheiten – Vermeidung von entzündungsfördernden Lebensmitteln, vor allem von verarbeiteten Lebensmitteln, raffinierten Getreidesorten und mehrfach ungesättigten Pflanzenölen – sowie ein angemessener zirkadianer Rhythmus eine enorme Hilfe sein, wenn nicht gar die Probleme lösen. Arthrose, eine degenerative Gelenkerkrankung, betrifft häufiger Frauen. Sie tritt in diesem Lebensabschnitt sehr häufig auf und betrifft vor allem Knie, Hüfte und Hände.
Körperliche Aktivität ist der Schlüssel zur Gesunderhaltung der Gelenke. Bleiben Sie deshalb aktiv, bewegen Sie sich!

Knochengesundheit

Die Gesundheit der Knochen muss bereits ab der Kindheit und Jugendzeit durch Bewegung und ausreichende Proteinzufuhr grundgelegt werden. Denn bis zum 25. Lebensjahr bauen wir unsere Knochenmasse auf. Danach sind die Würfel gefallen!
Osteoporose ist eine Krankheit, die durch eine Verringerung der Knochenmasse gekennzeichnet ist und der die Osteopenie vorausgeht. Nach dem 50. Lebensjahr ist eine von drei Frauen davon betroffen, aber sie sollte nicht als normale Alterserscheinung betrachtet werden und ist keineswegs ein unabwendbares Schicksal! „Osteoporose ist eine Krankheit, die ältere Menschen betrifft“: Wie oft höre ich diesen Satz, und wie oft sehe ich Frauen, die schockiert sind, wenn sie mit knapp über 50 Jahren oder sogar schon vorher aufgrund eines Knochenbruchs feststellen, dass sie an Osteoporose leiden. Männer sind weniger häufig betroffen, da der Schutz durch das Testosteron bei ihnen größer ist und länger anhält.
Osteoporose ist eine heimtückische Krankheit, weil sie so lange unbemerkt bleibt, bis der erste Knochen bricht. Sehr häufig sind es Brüche des Handgelenks, des Oberschenkelhalses, des Oberarmknochens und der Wirbel. Ich erinnere daran, dass der

Bruch eines Wirbels die Achse der gesamten Wirbelsäule beeinträchtigt und sie anfällig für weitere Brüche macht.
Das Knochengewebe ist dynamisch, da die Osteoblasten, die Zellen, die den Knochen aufbauen, im Gleichgewicht mit den Osteoklasten, den Zellen, die ihn wieder abbauen, arbeiten. Östrogen stimuliert die Osteoblasten und verringert den Knochenabbau: Ein Mangel an Östrogen führt zu einem verstärkten Knochenabbau und mit der Zeit zu Osteopenie und Osteoporose. Ich möchte einmal mehr betonen, wie wichtig Testosteron auch für uns Frauen ist: Seine Wirkung in Verbindung mit regelmäßiger und angemessener körperlicher Betätigung stimuliert die Muskelmasse und die Muskelkraft, wirkt der Sarkopenie entgegen und beugt so der Osteoporose vor.

Was tun, um die Knochen gesund zu halten?

Die therapeutische Herangehensweise bei Osteoporose ist immer multimodal: angemessene Ernährung, Bewegung, Optimierung der Mikronährstoffbilanz, gegebenenfalls medikamentöse Behandlung, bioäquivalente Hormonersatztherapie.
Aber lassen Sie uns zunächst betrachten, was wir tun können, um Osteoporose zu vermeiden:

- ***Bewegen Sie sich – immer!*** Ich möchte Sie daran erinnern, dass die effektivste Form der körperlichen Betätigung das Training mit Gewichten ist bzw. generell Widerstandsübungen sind.
- ***Decken Sie Ihren Eiweißbedarf,*** **indem Sie ihn selbst berechnen.** Multiplizieren Sie Ihr Körpergewicht mit 1,5 und Sie erhalten die genaue Menge an Eiweiß (in g), die Sie täglich zu sich nehmen sollten. Vergessen Sie nicht, dass tierisches Eiweiß im Vergleich zu pflanzlichem Eiweiß besser verwertet wird und alle essenziellen Aminosäuren enthält.

- ***Hören Sie auf zu rauchen.*** Rauchen hat eine schädliche Wirkung auf die Knochen.
- ***Trinken Sie Alkohol nur gelegentlich.*** Regelmäßiger Konsum ist schlecht für Ihre Knochen.
- ***Eine gut konzipierte Hormonersatztherapie mit bioäquivalenten Hormonen ist von unschätzbarem Wert für die Erhaltung der Knochengesundheit.*** Ich möchte Sie darauf hinweisen oder besser warnen, dass Nahrungsergänzungsmittel wie Soja-Isoflavone, *Dioscorea*, die Sie einnehmen können, um die Begleiterscheinungen der Perimenopause oder Menopause zu lindern, Sie nicht vor Osteopenie und Osteoporose schützen.

Haut und Haare

Das Hormondefizit der Wechseljahre macht sich auch an Haut und Haaren bemerkbar. Östrogene sind Nährstoffe für Kollagen, dessen Produktion in dieser Lebensphase abnimmt. Infolgedessen wird die Haut stumpf, verliert ihre Elastizität, und zunehmend zeichnen sich Mimikfalten ab. Beispielsweise werden die Nasolabialfalten, die Nasen-Lippen-Falten, verstärkt und die sogenannten „Barcode"-Falten um die Lippen erscheinen, also vertikal zur Oberlippe verlaufende Linien, die einem Strichcode ähneln (der Lippenstift, der einen Strahlenkranz bildet, ist Ihnen sicher bekannt – wie ärgerlich!) –, die Wangen werden hohl und das Kinn ist weniger definiert, die Augenlider können herabhängen. Wenn Sie noch dazu rauchen, altert die Haut noch schneller. Achten Sie auf die Sonne, die alle Alterungsprozesse beschleunigt und durch Hyperpigmentierung unschöne Flecken auf der Haut hervorruft: Schützen Sie sich stets mit einem breitkrempigen Hut und Sonnenschutzprodukten.
Ein ähnliches Schicksal erleiden die Haare: Sie werden platt, brüchig und durch einen erheblichen Haarausfall, vor allem

am Oberkopf, auch immer dünner. Östradiol nährt unser Haar genauso wie eine angemessene Eiweißzufuhr, die von den meisten Frauen praktisch nie erreicht wird, wie ich in den Ernährungstagebüchern sehe, die mir meine Patientinnen mitbringen. Je länger Sie damit warten, etwas für Ihr Haar zu tun, desto schwieriger wird es, den Schaden zu beheben. Es ist so wie mit den Zweigen Ihrer Lieblingspflanze, die vertrocknet sind, weil sie nicht genug Wasser bekommen haben: Sie sind unwiederbringlich verloren. Schließen Sie auch immer andere mögliche Ursachen für Haarausfall oder geschädigtes Haar aus, z. B. eine Autoimmunthyrcoiditis, chronischen Stress, die Einnahme von Medikamenten wie Antidepressiva, Statine, Betablocker, einen Eisen-, Zink- oder Vitamin-D-Mangel. Sicher ist, dass durch den Rückgang der Östrogene die Androgene überwiegen, die zu einer androgenetischen Alopezie, also einem durch männliche Geschlechtshormone ausgelösten Haarausfall, führen können. Eine Hormonersatztherapie, also eine Ergänzung von Östradiol und Progesteron, hat eine positive antiandrogene und trophische Wirkung auf das Haar.

Ich werde immer wieder gefragt, was ich von Kollagenpräparaten halte: Zahlreiche klinische Studien haben gezeigt, dass sie, oral eingenommen, die Hautalterung verlangsamen, da sie die Elastizität der Haut verbessern und ihre Austrocknung verringern.

Denken Sie daran, dass eine Insulinresistenz den Androgenüberschuss verschlimmert und das Auftreten von Gesichtsbehaarung sowohl durch eine direkte Stimulierung der Testosteronsynthese in den Eierstöcken als auch durch die Verringerung seines Taxis, d. h. des

SHBG, des Testosterontransportproteins, verstärken kann: also weniger Taxis = mehr freies Testosteron.

Geruch und Menopause

Der unangenehme Körpergeruch, den wir in den Wechseljahren haben können, ist vor allem die Folge von Hormonmangel. Vermutlich hat Ihnen das bisher noch niemand gesagt. Eine gut konzipierte Hormonersatztherapie, die auch Testosteron enthält, ist die Grundlage für die Lösung dieses Problems.

Mit 50 produzieren wir nur noch halb so viel Testosteron wie mit 20. Hinzu kommt ein Östrogenmangel, der das Ökosystem der Haut und der Genitalien verändert: In der Vagina verschwinden die nützlichen Laktobazillen, während verschiedene Keime zunehmen, beispielsweise *Escherichia coli,* die für Vaginitis und Blasenentzündung verantwortlich sind, und *Gardnerella vaginalis,* verantwortlich für einen übelriechenden Ausfluss. Ich bin sicher, dass viele von Ihnen schon einmal mit einem dieser beiden Erreger in Berührung gekommen sind. Sich mehrmals am Tag zu waschen, noch dazu mit aggressiven Intimpflegemitteln und ungeeigneten Seifen, oder Parfüms zu verwenden, ist nutzlos, ja sogar schädlich: Wir müssen das vaginale Ökosystem wieder ins Gleichgewicht bringen. Und wie? Indem wir unsere Vagina ernähren, d.h., indem wir ihr Östrogene und, falls angezeigt, auch Testosteron zuführen. Schlechter Körper- oder Intimgeruch ist eine der schlimmsten Begleiterscheinungen der Wechseljahre, der soziale Beziehungen und auch die Sexualität beeinträchtigen kann. Einer Umfrage zufolge (Daten aus Brotman R. M., „Menopause", 2014) leidet jede zweite Frau unter einem unangenehmen Intimgeruch, aber auch unter Juckreiz, Brennen oder Ausfluss. Aber wehe, man spricht darüber!

Die lästigsten Gerüche, die in den Wechseljahren auftreten können, sind dreierlei Art:

- *Schweißgeruch:* Hitzewallungen und nächtliche Schweißausbrüche, eine Folge des hormonellen Ungleichgewichts, verändern den Hautgeruch. Stress und synthetische Kleidung verschärfen das Problem.
- *Uringeruch:* Übel riechender Urin ist ein häufiges Problem älterer Frauen, kann aber auch bei einigen Frauen in den ersten Jahren der Wechseljahre auftreten. Dieser tritt bei Harninkontinenz aufgrund der Erschlaffung der Beckenmuskulatur auf, außerdem kann der Rückgang der Östrogene auch das Auftreten von Blasenentzündungen begünstigen.
- *„Fischiger" Geruch im Intimbereich:* Diese unangenehmen Gerüche können das Ergebnis einer Reihe von Funktionsstörungen sein, die mehrere Ursachen haben, z. B. eine vaginale Atrophie, die das Auftreten von Entzündungen und Infektionen begünstigt, oder eine Veränderung des Darmmikrobioms mit einer daraus resultierenden Dysbiose. Um diese Störungen zu vermeiden oder zu beheben, ist eine korrekte Ernährungsweise unerlässlich: So sollte beispielsweise eine Ernährung mit viel Einfachzucker vermieden werden, da dies eine *Candida*-Infektion mit weißlichem, übel riechendem Ausfluss begünstigt.

Die Schilddrüse

Wie wir im entsprechenden Kapitel gesehen haben, bezeichne ich die Schilddrüse gerne als die „kleine Prinzessin" unseres Organismus: eine winzige, schmetterlingsförmige Drüse, die sich an der Vorderseite unseres Halses befindet und den Stoffwechsel, die Temperatur und die Psyche kontrolliert.

Abgesehen von autoimmunen Schilddrüsenerkrankungen ist nicht ganz klar, warum die Schilddrüsenfunktion im Laufe der Jahre nachlässt und sich in den Wechseljahren weiter verlangsamt, was möglicherweise eine Stoffwechselsituation verschlimmert, die bereits durch Insulinresistenz und Übergewicht gekennzeichnet ist. Ich möchte noch hinzufügen, dass wir Frauen ab dem Alter von 40 bis 50 Jahren 10-mal häufiger Schilddrüsenerkrankungen wie die Autoimmunthyreoiditis bzw. Hashimoto-Thyreoiditis entwickeln als Männer.

Achten Sie auf Stress, denn er ist die Ursache für den Anstieg des Cortisolspiegels, der die Freisetzung von TSH im Gehirn hemmt. TSH regt die Schilddrüse zur Produktion ihrer Hormone an, weshalb ein niedriger TSH-Spiegel dazu führt, dass weniger Schilddrüsenhormone ausgeschüttet werden; darüber hinaus hemmt TSH die Umwandlung von T4 in T3, das aktive Schilddrüsenhormon, und verringert die Funktion der Schilddrüsenrezeptoren im Körper. Und schließlich führt Stress generell zu einer verminderten Schilddrüsenfunktion. Personen, die Östrogene oral einnehmen, können erhöhte Werte von TBG, dem Protein, das die Schilddrüsenhormone transportiert, aufweisen und folglich eine niedrigere Menge von freien Schilddrüsenhormonen im Blut, die zwar nur ein Prozent ausmachen, aber den aktiven Anteil darstellen.

Seien Sie also vorsichtig, wenn Sie die Pille oder eine Hormonersatztherapie mit oralen Östrogenen einnehmen. Bei einer Hormonersatztherapie mit transdermalen Östrogenen kommt es hingegen nicht zum sogenannten „hepatischen *First-Pass-Effekt*“, was eine vermehrte TBG-Synthese weitgehend vermeidet.

Stoffwechsel und Muskeln

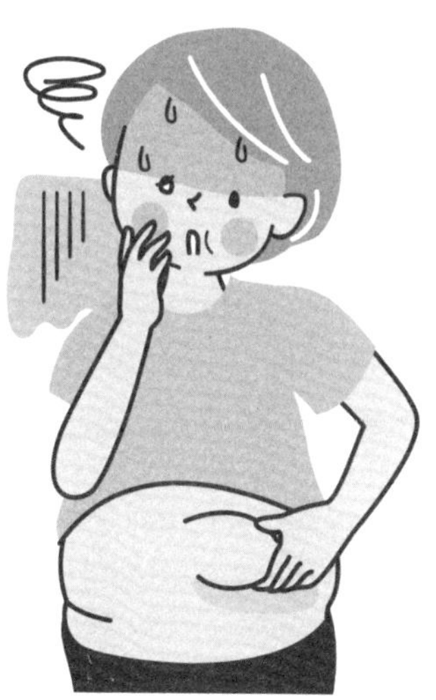

Wer kennt das nicht? Wir essen immer dasselbe, aber nach 40 bildet sich ein unschönes Bäuchlein, das sich um die Körpermitte festsetzt und immer größer wird. In den Wechseljahren sinkt der Grundumsatz, was zu einer Veränderung unserer Figur und unserer Silhouette führt, mit der klassischen Fettablagerung im Bauchbereich bzw. an der Taille. Viele meiner Patientinnen haben die Östrogene als Dickmacher im Verdacht und misstrauen deshalb einer Hormonersatztherapie. Haben auch Sie diese Befürchtung? Ich kann Ihnen jedoch sagen, dass Östrogene genau das Gegenteil bewirken. Es gibt zahlreiche wissenschaftliche Studien, die zeigen, dass das Sinken des Östrogenspiegels beim Übergang in die Wechseljahre mit einer Zunahme des Bauch- und Viszeralfetts einhergeht. Gerade Letzteres sollte uns Sorgen machen, da es stark mit dem kardiovaskulären Risiko zusammenhängt: In den Wechseljahren nimmt nämlich das subkutane Fettgewebe, also das Fett unter der Haut, ab, während das viszerale Fettgewebe, also das Fett, das sich um die inneren Organe und in den Organen selbst ansammelt, zunimmt.

Schauen wir uns jedoch genauer an, was mit unserem Stoffwechsel jenseits der 40 und während der Wechseljahre geschieht. Der Rückgang der Östrogene in den Wechseljahren verringert den Energiebedarf der Frau, verlangsamt den Stoffwechsel und verlagert die Ansammlung von Körperfett von den Hüften zum Bauch. Der perimenopausale Östrogenabfall verläuft unregelmäßig: Bei etwa einem Drittel der Frauen kommt es um das

45. Lebensjahr herum zunächst zu einem starken Anstieg des Östradiolspiegels und dann zu einem starken Rückgang, während andere nur einen langsamen und kontinuierlichen Rückgang erleben. Beim Erreichen des letzten Menstruationszyklus weisen jedoch alle Frauen einen deutlichen Östrogenmangel auf. Östradiol spielt eine zentrale Rolle in unserem Stoffwechsel und hält ihn, wenn Sie so wollen, in Schwung. Ein Östradiolmangel erhöht also den Appetit und lässt uns häufiger essen. Das liegt daran, dass Östradiol die Wirkung von Ghrelin hemmt, einem Hormon, das vom Magen produziert wird und den Appetit anregt. Normale Östradiolspiegel reduzieren also das Hungergefühl. Gleichzeitig kann Östradiol die Produktion von Leptin erhöhen, einem Hormon, das vom Fettgewebe produziert wird und dem Gehirn Sättigung signalisiert – wir haben keinen Appetit mehr.

Hitzewallungen führen dazu, dass Sie schlecht schlafen, dass Sie tagsüber gestresster und reizbarer sind, sich gleichzeitig aber womöglich mit Kindern im Teenageralter, mit den pflegebedürftigen Eltern, mit der Arbeit sowie mit finanziellen und zwischenmenschlichen Problemen auseinandersetzen müssen – Stress ist garantiert! Die Folge ist eine erhöhte Ausschüttung von Cortisol, das zu einer Zunahme des viszeralen Fettgewebes und zu einer Insulinresistenz führt. Aus diesem Grund kann eine Ergänzung mit Östradiol gleich zu Beginn der Wechseljahre die Cortisolsynthese kontrollieren und das Östradiol wieder auf physiologische Werte bringen. Wir werden später noch erfahren, wie wir alle Hormonachsen in Einklang bringen können.

Wie bereits erwähnt, nimmt das Progesteron bereits in der Perimenopause beträchtlich ab. Uns fehlt einerseits seine harntreibende Eigenschaft, weshalb wir uns aufgeblähter fühlen und mehr Wasser einlagern, und andererseits fehlt uns auch seine entspannende Wirkung, und wir schlafen schlechter. Ein

Teufelskreis setzt sich in Bewegung: Müdigkeit, Stress, erhöhtes Cortisol und Insulinresistenz.

Wir wissen bereits, dass in den Wechseljahren die Testosteronkonzentration um die Hälfte abnimmt und damit auch die Muskelmasse. Letztere ist jedoch für die Aufrechterhaltung eines hohen Grundumsatzes von entscheidender Bedeutung: Eine angemessene Muskelmasse sorgt für einen besseren Grundumsatz auch im Ruhezustand, während eine geringe Muskelmasse mit einem langsamen Grundumsatz einhergeht und man daher zur Gewichtszunahme neigt. In jedem Fall wird die fettfreie Masse selbst bei gleichem Körpergewicht durch Fettmasse ersetzt, wobei sich die Zusammensetzung des Muskels selbst infolge des Hormondefizits verändert.

Bei Frauen nach der Menopause ist die Wahrscheinlichkeit, Bauchfett anzusammeln, 5-mal höher als bei Frauen, die noch über eine angemessene Hormonproduktion verfügen. Bauchfett, insbesondere intraabdominales oder viszerales Fett, ist vielmehr eine Gefahr als ein ästhetisches Problem, selbst wenn das „Bäuchlein" freilich lästig und unangenehm ist. Aber bei diesem Bauchfett handelt es sich um eine Fettart, die sich um und in der Leber ansammelt, wo es eine Hepatosteatose verursachen kann, also eine Fettleber. Es kann sich aber auch in der Bauchspeicheldrüse und im Darm anhäufen. Diese Art von Fett ist nicht nur ein träger Energiespeicher, sondern auch ein aktives Gewebe, das Hormone und entzündungsfördernde Substanzen produziert, z. B. Zytokine, die chronische Entzündungen verursachen und die Gesundheit des Körpers beeinträchtigen können, indem sie zur Entwicklung zahlreicher Krankheiten wie Typ-2-Diabetes, Herzerkrankungen, Bluthochdruck, Alzheimer und Krebs beitragen. Darüber hinaus produziert das viszerale Fett Hormone wie Adiponektin und Resistin, die die Regulierung des Glukose- und Fettstoffwechsels beeinflussen können.

Reichlich Bauchfett kann daher zu Stoffwechselproblemen wie Insulinresistenz und Dyslipidämie führen.
Aus diesem Grund müssen wir unser Körpergewicht und vor allem unsere Körperzusammensetzung im Auge behalten, um eine übermäßige Ansammlung von viszeralem Fett zu vermeiden und unsere Gesundheit zu erhalten.

Die Muskelmasse verändert sich im Laufe der Zeit: Was passiert?

Denken Sie daran, dass das Fettgewebe bei einer Frau in den Wechseljahren um 40 bis 50 Prozent mehr zunehmen kann als bei derselben Frau im Alter von 25 Jahren, selbst bei gleichbleibendem Gewicht. In der Tat gibt es einen Unterschied in der Muskelzusammensetzung: In den Wechseljahren nimmt die fettfreie Masse ab, und sie wird durch Fettmasse ersetzt, unabhängig vom Körpergewicht. Sarkopenie tritt auf, weil der Körper in der Muskelproteinsynthese und der Reparatur von Muskelgewebe nachlässt. Hinzu kommt, dass wir mit zunehmendem Alter oft weniger körperlich aktiv sind, was zum Verlust von Muskelmasse und -kraft beitragen kann. Dies kann die körperliche Aktivität und die Lebensqualität beeinträchtigen und das Risiko von Stürzen, Behinderungen und anderen Krankheiten erhöhen.
Ab den Wechseljahren kann bis zum Alter von etwa 70 Jahren jährlich durchschnittlich ein Prozent der Muskelmasse verloren gehen, und die Muskeln werden schlaff. Bei Frauen, denen die Eierstöcke entfernt wurden und die früh in die Wechseljahre gekommen sind, ist dies noch ausgeprägter: Ohne Eierstöcke leiden sie unter einem akuten Mangel an Testosteron, einem Schlüsselhormon für unsere Muskeln, aber auch für unsere Knochen.
Die gute Nachricht ist, dass regelmäßige körperliche Aktivität und die richtige Ernährung dazu beitragen können, den Ver-

lust von Muskelmasse zu verhindern oder zu verzögern und die Muskeln bis ins hohe Alter straff und kräftig zu halten.
Jetzt ist Ihnen sicher klarer, warum die dramatischen hormonellen Veränderungen der Wechseljahre den Stoffwechsel, die Körperzusammensetzung und allzu oft auch das Gewicht einer Frau beeinflussen.
Es ist daher unerlässlich, Insulin, Cortisol und die Gesundheit der Muskelmasse durch eine angemessene Ernährung, Bewegung und eine individuell angepasste Hormonersatztherapie unter Kontrolle zu halten. Ebenso wichtig ist der Lebensstil: Vergessen Sie nicht, die zirkadianen Rhythmen zu respektieren, auf die Schlafqualität zu achten und sich natürlichem Licht auszusetzen.

Das sexuelle Verlangen in den Wechseljahren

Viele meiner Patientinnen ab 35 Jahren (ja, 35, Sie haben richtig gelesen!) klagen über eine Minderung der Libido bis hin zu ihrem völligen Verlust, ganz zu schweigen von dem, was bei Patientinnen in den Wechseljahren passiert.
Das Sexualleben ab 40 hängt von zahlreichen Faktoren ab, die oft nicht ausreichend berücksichtigt werden:

- ***Gesundheitszustand:*** Verschiedene Schmerzen oder andere körperliche Probleme, die uns schwächen.
- ***Einnahme bestimmter Medikamente*** wie Antidepressiva, Betablocker, orale Verhütungsmittel, Statine, Antazida
- ***Einstellung zum Sex:*** Wenn Sexualität schon vor der Menopause weder wichtig noch ein fester Bestandteil unseres Lebens war, dann erst recht nicht jetzt
- ***Hormonelles Gleichgewicht***

Die Rolle des Hormonhaushalts

Lustempfinden und Sex hängen ganz wesentlich von den Hormonen ab. Sehr oft berichten mir meine Patientinnen, dass sie keine Lust mehr empfinden, wenig Energie haben, schlecht schlafen, nachts häufig aufwachen, Akne, Dermatitis oder andere Hautprobleme haben, unter Blähungen leiden – um nur einige der Beschwerden zu nennen, die ein Warnzeichen für ein hormonelles Ungleichgewicht sind.

Viele Frauen glauben, sich bis zu den Wechseljahren keine Gedanken über ihre Hormone machen zu müssen, doch die Wahrheit ist, dass sich unsere Hormone ab dem 25. Lebensjahr verändern, insbesondere DHEA und Testosteron nehmen ab. Cortisol, das wichtigste Stresshormon, kann zu Lasten der Sexualhormone ansteigen. Bei vielen Patientinnen kommt es gerade ab dem 35. Lebensjahr zu einem Rückgang der Progesteronproduktion und damit zu einer Östrogendominanz mit den typischen Störungen wie dem prämenstruellen Syndrom, von dem nicht wenige Frauen betroffen sind. Hinzu kommen Libidostörungen, die durch die Einnahme der Antibabypille verursacht werden, die die Progesteronproduktion in den Eierstöcken um bis zu 40 Prozent reduziert und eine Östrogendominanz verursacht. Der Testosteronspiegel kann erhöht sein, wie beim polyzystischen Ovarialsyndrom, oder niedrig, wie bei übermäßigem Stress. Oder die Schilddrüse fängt an, nicht mehr richtig zu arbeiten, und auch andere Hormone kommen ins Spiel, wie Oxytocin, Insulin und Ghrelin, aber ... schauen wir uns genauer an, welche Hormone beteiligt sind.

Cortisol

Chronischer Stress ist die Hauptursache für die meisten hormonellen Ungleichgewichte, und eines der ersten Symptome kann eine Abnahme des sexuellen Verlangens sein. Das unberechenbare Verhalten von Cortisol ist von Mensch zu Mensch unterschiedlich.

Anzeichen für ein Cortisol-Ungleichgewicht sind:

- In Hochstimmung sein, aber dennoch müde
- Die Tendenz, von einer Aufgabe zur nächsten zu wechseln, mit dem Gefühl, sie nicht bewältigen zu können
- Verlangen nach Süßem
- Schwierigkeiten beim Einschlafen und gestörter Schlaf
- Zunahme des Bauchfetts oder des Körpergewichts
- Instabile Blutzuckerwerte, tendenziell erhöht
- Hautprobleme wie Ekzeme

Östrogene

Östradiol ist das wichtigste weibliche Hormon. Wenn es mit seinem Gegenspieler, dem Progesteron, im Gleichgewicht ist, kommt die Menstruation pünktlich, die Haut ist strahlend und die Stimmung stabil. Anders sieht es aus, wenn eine Östrogendominanz vorliegt.

Die Anzeichen für ein Östrogen-Ungleichgewicht sind:

- Blähungen und/oder Wassereinlagerungen
- Starke oder ausgesprochen leichte Menstruation bis hin zu deren völligem Ausbleiben
- Schmerzen in der Brust (Mastodynie)
- Stimmungsschwankungen oder prämenstruelles Syndrom
- Rasche Zunahme von Gewicht und Körpermaßen vor allem im Brust- und Hüftbereich
- Kopfschmerzen
- Gesichtsrötung oder Rosazea
- Vaginale Trockenheit oder Atrophie

Schilddrüsenhormone

Bei einer Schilddrüsenunterfunktion fühlen Sie sich schlapp, müde, in den meisten Situationen lustlos, Sie haben Konzentrationsschwierigkeiten, Ihr Haar wird dünner und fällt in beträchtlichem Maße aus. Die Ursachen können vielfältig sein: Autoimmunthyreoiditis, ein hoher Cortisolspiegel, hormonell wirksame Stoffe wie Bisphenol A, das in Kunststoffen enthalten ist, Pestizide, schweißhemmende Kleidung ... Es ist nicht immer einfach, den Auslöser zu finden, wichtig ist, dass man es trotzdem versucht.

Anzeichen einer Schilddrüsenunterfunktion sind:

- Müdigkeit, besonders am Morgen
- Gewichtszunahme
- Stimmungsschwankungen, ähnlich einer leichten Depression
- Kopfschmerzen
- Trockenes, brüchiges Haar, das sich leicht verheddert; Haarausfall
- Verringerte Schweißproduktion
- Kalte Hände und Füße oder Kälteunverträglichkeit

Testosteron

Der Testosteronspiegel sinkt ab dem 25. Lebensjahr, bis zum 50. Lebensjahr immerhin um die Hälfte. Deshalb wirkt ab 40 Krafttraining nicht mehr so effizient auf die Muskelmasse wie in jüngeren Jahren. Einer der schlimmsten und unerwartetsten Verursacher eines niedrigen Testosteronspiegels ist die Antibabypille. Sie erhöht das hormonbindende Protein SHBG, das wie ein Schwamm wirkt und das im Körper vorhandene freie Testosteron „aufsaugt". Dies führt zu verminderter Libido, Scheidentrockenheit und auch Schmerzen beim Geschlechtsverkehr. Bis sich das wieder einpendelt, kann bis zu einem Jahr nach Absetzen der Pille vergehen.

Die Symptome eines Testosteronmangels sind:

- Angstzustände oder Depressionen
- Kraftlosigkeit
- Schlechte Reaktion der Muskeln auf intensives Training oder Krafttraining

Wie Sie Ihre Libido wieder steigern können

Häufig wird eine verminderte Libido als normales Phänomen betrachtet, als eine physiologische Folge des Alterns. Meine Patientinnen erwähnen es oft nicht einmal, und wenn ich sie direkt frage, antworten sie: „Ah ja, ich habe überhaupt kein sexuelles Verlangen mehr." Oft sorgen sie sich mehr um ihren Partner als um sich selbst. Ich hingegen glaube, dass eine aktive Sexualität, die den eigenen Wünschen entspricht, zu einem erfüllten Leben gehört.

Aus den obigen Ausführungen wird deutlich, wie wichtig es ist, den Hormonhaushalt, aber auch den täglichen Lebensstil ins Gleichgewicht zu bringen. Vergessen wir nicht, dass, wie bereits erwähnt, alle Hormone in unserem Körper in einem großen Orchester spielen: Die Symphonie ist perfekt, wenn jedes Instrument sein Bestes gibt. Wir müssen also versuchen, unser endokrines System zu optimieren. Aber wie?

Hier sind einige Strategien, die Ihnen helfen können:

- ***Nehmen Sie einen pflanzlichen Stresskiller zu sich:*** Wenn Ihr Cortisolspiegel zu hoch oder zu niedrig ist, ist die Einnahme von Ashwagandha ein hervorragendes Mittel, um die Psyche auszugleichen und Stress zu bekämpfen.
- ***Greifen Sie zu Maca:*** Dabei handelt es sich um ein Kraut mit bemerkenswerter Wirkung auf die Libido. Studien zeigen, dass es den Sexualtrieb bei Frauen steigert sowie Ängste und Depressionen reduziert. Es ist das pflanzliche Arzneimittel der Wahl für Frauen mit niedrigem Östrogenspiegel.

- ***Bekämpfen Sie Stress:*** Finden Sie Methoden, die Ihnen dabei helfen können, z. B. Meditation, achtsames Atmen, Sport, aber auch ein Gespräch mit einer Freundin – es gibt viele Möglichkeiten, Stress zu reduzieren, wir müssen nur herausfinden, was uns guttut, und es in unserem täglichen Leben umsetzen.
- ***Überprüfen Sie Ihren Testosteron- und DHEA-Spiegel:*** Dadurch lässt sich feststellen, ob das Problem auf einer Abnahme der männlichen Sexualhormone beruht. In diesem Fall können Sie dies entweder durch Ihren Lebensstil (viel Zucker = wenig Testosteron; muskulöse körperliche Aktivität = viel Testosteron) oder durch die Einnahme bioäquivalenter Hormone ausgleichen.
- ***Optimieren Sie die Testosteronkonzentration durch die Ernährung:*** Denken Sie daran, dass Zucker und Kohlenhydrate aus Getreide die Testosteronausschüttung schnell, d. h. innerhalb einer Stunde nach ihrem Verzehr, verringern, und es dann mehrere Stunden, wenn nicht sogar einen ganzen Tag dauert, bis das Problem behoben ist. Zink und Vitamin A sind vermutlich die wirksamsten Nährstoffe, um die Eierstöcke und Nebennieren zur vermehrten Testosteronausschüttung anzuregen. Carnitin scheint einige der Wirkungen von Testosteron nachzuahmen, wie die Steigerung der Energie und die Zunahme der Muskelmasse, ohne den Hormonspiegel zu beeinflussen. Wenn diese Maßnahmen nicht ausreichen und die Blutuntersuchungen einen Testosteronmangel ergeben, können Sie ein bioäquivalentes Testosteron-Gel verwenden, das sowohl auf den Klitorisbereich aufgetragen als auch in die Vagina eingeführt wird oder Sie können eine transdermale Verabreichung in Erwägung ziehen. Ich entscheide mich normalerweise für ein galenisches liposomales Gel. Ich möchte Sie daran erinnern,

dass Testosteron nur auf Rezept erhältlich ist; ich rate dringend von einer Selbstmedikation ab!

Manchmal ist ein verringertes sexuelles Verlangen die Folge eines Ungleichgewichts anderer Hormone, z. B. niedrige Schilddrüsenhormonspiegel oder – im Gegenteil – erhöhte Stresshormonwerte wie Cortisol, dessen Anstieg zu Lasten der Sexualhormone geht. Symptome einer Schilddrüsenunterfunktion können auch die Folge einer Östrogendominanz sein. Zu viel Östrogen oder ein Hormonersatzpräparat mit einem Übermaß an Progesteron kann die Libido unterdrücken; achten Sie daher auf die Werte dieser Hormone, wenn Sie mit einem Hormonersatzpräparat behandelt werden. Es ist bekannt, wird aber offensichtlich nicht berücksichtigt, dass die meisten Frauen, die sich einer Hysterektomie mit Adnektomie, d. h. der Entfernung der Gebärmutter sowie beider Eierstöcke und Eileiter, unterziehen mussten, niedrige Androgenwerte (Testosteron und DHEA-S) aufweisen und häufig über Energieabfall, Depressionen und mangelnde Libido klagen. Die Verabreichung von Testosteron transdermal oder vaginal in einer für die jeweilige Frau angemessenen Dosierung kann die Werte des freien Testosterons bis zum Fünffachen ansteigen lassen und so die Symptome des androgenen Hormonabfalls wirksam lindern.

SEX-TOYS

Ein Kapitel für sich sind Sexspielzeuge, die uns besser als Vibratoren bekannt sind: Viele stellen sich jetzt einen riesigen, rauen Gummipenis vor. Oder etwa nicht? Die modernen Vibratoren gibt es jedoch in unterschiedlichen Größen, Formen und Materialien, sie sind glatt, vibrieren unterschiedlich und haben teilweise sogar Klitorisstimulatoren.

Die Verwendung von Sexspielzeug kann sehr nützlich bei der Rehabilitation des Beckenbodens nach Schwangerschaft, Geburt oder Operation sein. Speziell dafür entwickelte Sex-Toys können sowohl zur Stärkung der Beckenbodenmuskulatur als auch zur Verbesserung der Blasen- und Darmkontrolle beitragen. Die in der Beckenbodenrehabilitation verwendeten Toys sind häufig mit Sensoren ausgestattet, die die Muskelaktivität während der Übungen aufzeichnen. So können die Fortschritte überwacht und die Übungen entsprechend angepasst werden.
Sie sind auch bei Schmerzen beim Geschlechtsverkehr sehr effektiv, da sie die verkrampften Muskeln entspannen und die Durchblutung und damit die Sensibilität und das Vergnügen stimulieren. Sexspielzeug ist besonders für Frauen in den Wechseljahren zu empfehlen, die schon lange keinen Sex mehr hatten, nun aber vielleicht einen neuen Partner haben und sich vor dem entscheidenden Treffen ängstigen. Die Sorge, enttäuscht zu werden, Schmerzen statt Lust zu empfinden, ist groß. Kein Wunder: Wenn unsere Vagina in den Wechseljahren lange Zeit inaktiv bleibt, setzt eine Atrophie mit Ausdünnung der Wände ein, was den Geschlechtsverkehr alles andere als angenehm macht. Ein Vibrator und eine Creme auf Östriol-Basis können dabei helfen, die verlorene Sensibilität wiederzuerlangen.

Denken Sie daran, dass ein erfülltes Sexualleben zu Ihrem psychophysischen Wohlbefinden beiträgt. Ich erlebe häufig, dass darüber kaum gesprochen wird, und das ist schade, denn wenn man darüber spricht, wird man sich des Problems bewusst und kann oft überraschende Lösungen finden.

Ich möchte betonen, dass die Verwendung von Sex-Toys in der Beckenbodenrehabilitation immer von einer qualifizierten und spezialisierten medizinischen Fachkraft überwacht werden und dass das Produkt für die Rehabilitation zertifiziert sein sollte.

VORZEITIGE MENOPAUSE UND FRÜHZEITIGE MENOPAUSE

Von einer vorzeitigen Menopause oder einer verfrühten Insuffizienz der Eierstöcke spricht man, wenn das Ende des Menstruationszyklus vor dem 40. Lebensjahr eintritt. Dies betrifft etwa ein Prozent der Frauen in der spontanen Form und 6 bis 7 Prozent in der iatrogenen Form, d.h. als Folge der Entfernung der Eierstöcke aufgrund eines Tumors, einer Endometriose oder von Zysten. Die Erschöpfung der Eierstöcke kann auch die Folge einer Chemotherapie oder einer Becken- oder Ganzkörperbestrahlung sein, die zur Behandlung von Leukämie, Lymphomen, Brustkrebs usw. dient.

Die Ursachen für eine spontane Menopause können idiopathisch, d.h. unbekannt sein, genetischer Natur – familiäre Vererbung spielt eine Rolle, erkundigen Sie sich also nach dem Einsetzen der Menopause bei Ihrer Mutter, Großmutter, Tante – oder autoimmun bedingt. Die Fälle von frühen Wechseljahren im Zusammenhang mit Autoimmunerkrankungen wie Hashimoto-Thyreoiditis, Zöliakie, rheumatoider Arthritis, Vitiligo, Psoriasis, Multipler Sklerose nehmen stark zu. Wenn Sie an einer Autoimmunerkrankung leiden, denken Sie daran, dass die

Wahrscheinlichkeit hoch ist, dass Sie im Laufe der Jahre weitere Autoimmunerkrankungen entwickeln und dass sich Ihr Immunsystem auch gegen Ihre Eierstöcke wendet.
Die vorzeitige Menopause tritt zwischen dem 40. und 45. Lebensjahr auf und betrifft bis zu 15 Prozent der Frauen.
In beiden Fällen, der frühen Menopause und der vorzeitigen Menopause, kommt es zu einem Verlust von Östrogen, Progesteron, Testosteron und DHEA, was erhebliche gesundheitliche Folgen hat.
Frauen, die nach einer – auch einseitigen – Ovarektomie, also Eierstockentfernung, vor dem 40. Lebensjahr in die Wechseljahre kommen und keine Hormonersatztherapie erhalten, haben ein dreifaches Risiko, an Alzheimer zu erkranken, und auch ein erhöhtes Risiko für Herz-Kreislauf-Erkrankungen.

Welche diagnostischen Untersuchungen?

Die folgenden Untersuchungen dienen der Bestimmung der ovariellen Reserve, also der Anzahl der Eizellen in den Eierstöcken einer Frau, bei der das Risiko einer vorzeitigen oder frühzeitigen Menopause besteht.

FSH, das Warnhormon

Der FSH-Wert sollte zwischen dem 3. und 5. Tag der Menstruation bestimmt werden. Da Werte von 3–4 IE/L normalerweise als optimal gelten, sind Werte von 14–15 IE/L Ausdruck von Eierstöcken, die nur schwer auf FSH ansprechen – das weist auf eine verringerte Eierstockreserve hin. Liegt der FSH-Wert über 30 IE/L, sind die Eierstöcke stark beeinträchtigt. Liegt er bei 2 verschiedenen Untersuchungen im Abstand von einem Monat jeweils über 40 IE/L, bestätigt sich die Diagnose, dass die Frau in der Menopause ist.

CHEMOTHERAPIE IN DER KINDHEIT UND VORZEITIGE MENOPAUSE

Eine Chemotherapie, die im Kindesalter zur Behandlung hämatologischer Erkrankungen eingesetzt wird, kann im Erwachsenenalter zu einem vorzeitigen Eintritt in die Wechseljahre führen. Selbst wenn der erste Menstruationszyklus regulär aufgetreten ist, hat die Chemotherapie den Follikelumfang in den Eierstöcken des Kindes reduziert, was eine frühe Eierstockinsuffizienz zur Folge hat.

Ultraschall der Eierstöcke

Die Ultraschalluntersuchung der Eierstöcke ist wichtig, um die Gesundheit der Eierstöcke und die ovarielle Reserve zu beurteilen. Dabei wird die Morphologie der Eierstöcke analysiert und etwaige Anomalien wie Zysten oder Tumore werden identifiziert. Ebenso werden die Größe der Eierstöcke und die Follikelzahl, d. h. die Anzahl der zu einem bestimmten Zeitpunkt des Menstruationszyklus in den Eierstöcken vorhandenen Follikel, bestimmt. Eine verringerte Follikelanzahl kann auf eine verminderte Eierstockreserve hinweisen. Mit Hilfe des Ultraschalls der Eierstöcke können auch funktionsfähige Follikel, d. h. Follikel, die reife Eizellen produzieren können, festgestellt werden.

AMH

Das *Anti-Müller-Hormon* ist ein Proteinhormon, das von den Granulosazellen der wachsenden Follikel produziert wird. Es gibt daher einen Hinweis auf deren Anzahl und wird häufig als Indikator für die Eierstockreserve verwendet. Je mehr Follikel in den Eierstöcken vorhanden sind, desto höher ist die Konzentration von AMH im Blut. Umgekehrt führt eine geringere Anzahl von Follikeln zu einem niedrigeren AMH-Spiegel.

Bin ich schon in den Wechseljahren?

Eine sorgfältige Anamnese ist wichtig: Gibt es in Ihrer Familie Frauen mit vorzeitiger Menopause? Liegt eine Autoimmunerkrankung vor? Gibt es in der Krankengeschichte frühere Behandlungen wegen Endometriose mit Entfernung der Eierstöcke? Sind Sie untergewichtig? Betreiben Sie intensiven Leistungssport?

Die Anzeichen, die auf eine Menopause vor der eigentlichen Zeit hindeuten, sind unterschiedlich und betreffen verschiedene Organe oder Körperregionen.

- ***Unregelmäßigkeit des Zyklus:*** Polymenorrhö, d. h. ein sich verkürzender und häufiger werdender Zyklus, der z. B. alle 21 bis 23 Tage auftritt, oder im Gegenteil Oligomenorrhö, d. h. ein sich verlängernder und seltenerer Zyklus, der sogar nur alle 40 bis 60 Tage auftritt; dies wird oft auf Stress zurückgeführt.
- ***Zyklusstörungen:*** Nicht selten kommt es bereits 5 bis 6 Jahre vor Eintritt in die Wechseljahre zu Hitzewallungen während der Menstruation und zu einer deutlichen Verschlechterung des prämenstruellen Syndroms.
- ***Gestörte Nachtruhe:*** Es treten Schlafstörungen und nächtliches Herzrasen auf.
- ***Kognitive Symptome:*** Bei einigen Frauen lässt das Kurzzeitgedächtnis nach, was darauf hindeutet, dass in diesen Fällen das Gehirn das am stärksten betroffene Organ ist.
- ***Osteoartikuläre Symptome:*** Viele leiden unter Gelenkschmerzen, vor allem in den Schultern; die Diagnose einer *Periarthritis humeroscapularis* (schmerzhafte

degenerative Veränderungen mit Bewegungseinschränkung) ist bei diesen Frauen sogar recht häufig. Auch eine Verschlimmerung der Fibromyalgie, das Auftreten von Polyarthralgien an Händen und Knien sowie von Arthritis und das frühe Auftreten von Arthrose sind häufig, vor allem, wenn es in der Familie eine positive Anamnese von Arthrose der kleinen Gelenke gibt, also wenn Mutter oder Großmutter darunter litten.

- ***Manifestationen im Stoffwechsel- und Magen-Darm-System:*** Ein typisches Symptom ist die Gewichts- und Taillenzunahme; das hormonelle Ungleichgewicht führt zu einer veränderten Sekretion der Darmdrüsen mit Verdauungsstörungen und erheblichen Blähungen im Bauchraum.
- ***Störungen des Urogenitalsystems:*** Durch die hormonellen Veränderungen treten vermehrt Blasenentzündungen auf, auch nach dem Geschlechtsverkehr, mit dem charakteristischen Harndrang.
- ***Symptome von Funktionsstörungen im sexuellen Bereich:*** Scheidentrockenheit, Abnahme des sexuellen Verlangens, Dyspareunie, d. h. Schmerzen beim Geschlechtsverkehr, tragen erheblich dazu bei, dass es schwerfällt, sich fallen zu lassen.

STECKBRIEF: DER NORMALE MENSTRUATIONSZYKLUS

Es gibt 3 Parameter, die ihn charakterisieren:

- Dauer: 28 Tage +/– 3
- Menge des ausgeschiedenen Blutes: 100–300 ml
- Dauer der Blutung: 5 Tage +/– 2

Ein Zyklus gilt auch dann als normal, wenn die Dysmenorrhö, also die Menstruationsschmerzen, das tägliche

Leben nicht beeinträchtigen und das prämenstruelle Syndrom keine negativen Auswirkungen in Form von Stimmungsschwankungen, Schmerzen und anderen Störungen hat.

Therapeutische Indikationen

Die Therapie besteht in der Verabreichung von bioäquivalenten Hormonersatzpräparaten mindestens bis zum 51. Lebensjahr: Östrogen und Progesteron bilden die Grundlage, aber auch freies Testosteron und DHEA-S müssen mitbewertet werden. Die beiden letztgenannten Hormone nehmen in den frühen Wechseljahren besonders stark ab und müssen unbedingt ersetzt werden, um das körperliche und geistige Wohlbefinden wiederherzustellen.

Die Hormonersatztherapie wird in viel niedrigeren Dosierungen verabreicht, als es die Mengen sind, die der Körper normalerweise im fruchtbaren Alter produziert. Aber sie wird täglich verabreicht mit dem Vorteil, dass sie die Beschwerden lindert, die Stimmung stabilisiert und die Entzündungsneigung vermindert. Ich werde mich immer an eine Frau erinnern, die 2 oder 3 Jahre lang unter einer vorzeitigen Menopause gelitten hatte, dann eine Hormonersatztherapie begonnen hat und sagte: „Endlich habe ich mein altes Ich wiedergefunden."

Hysterektomie und Hormone

Die Hysterektomie ist die chirurgische Entfernung der Gebärmutter, oft in Kombination mit einer Ovarektomie (Eierstockentfernung) oder Adnektomie (Entfernung von Eierstöcken und Eileitern). Die Hauptgründe für eine Hysterektomie sind das Auftreten von Myomen, ein Gebärmuttervorfall (Prolaps uteri; die Gebärmutter rutscht durch den Geburtskanal und tritt in extremen Fällen aus der Scheide heraus), Endometriose und natürlich bestimmte Krebserkrankungen, bei denen die Indikation einer Hysterektomie absolut nicht zu diskutieren ist. Myome und Endometriose können dagegen wirksam nicht-invasiv behandelt werden.

Die Entfernung beider Eierstöcke katapultiert Sie in die Menopause. Von heute auf morgen.

Die Blutversorgung der Eierstöcke wird durch einen Ast der Gebärmutterarterie sichergestellt, der in der Regel bei der Hysterektomie entfernt wird. Selbst wenn die Eierstöcke bei der Operation erhalten bleiben, kann die fehlende Verbindung zur Gebärmutter ihre Funktion beeinträchtigen und in den nächsten 3 Jahren zu einer Verringerung und schließlich zum Erliegen der Hormonproduktion führen. Es ist, als ob die Eierstöcke wüssten, dass die Gebärmutter nicht mehr da ist – sie verkümmern allmählich und stellen die Hormonproduktion ein. Der Verlust der Eierstockfunktion nach einer Hysterektomie ist jedoch nicht immer unausweichlich. In einigen Fällen kann die Blutversorgung der Eierstöcke durch andere Blutgefäße aufrechterhalten werden, und die Eierstöcke können weiterhin normal funktionieren. Darüber hinaus gibt es mehrere Faktoren, die die Funktion der Eierstöcke nach einer Hysterektomie beeinflussen können, z. B. das Alter der Patientin, das Vorhandensein anderer Krankheiten oder ob die Eileiter entfernt wurden oder nicht.

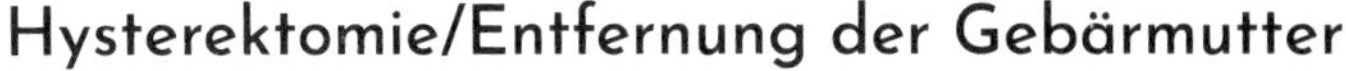

Hysterektomie/Entfernung der Gebärmutter

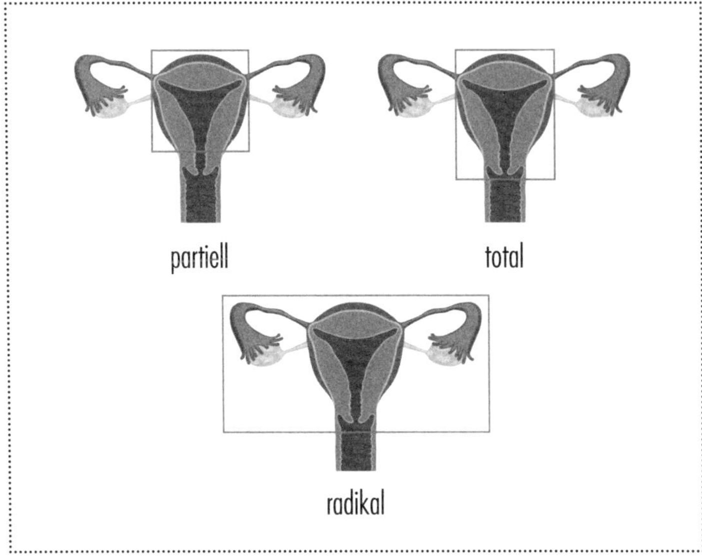

Eine Hysterektomie wirkt sich bei Frauen körperlich, geistig und seelisch aus, was von der Ärzteschaft oft heruntergespielt wird. Die Beschwerden können Müdigkeit, Depressionen, Kopfschmerzen, Herzrasen, Stimmungsschwankungen, Haarausfall, Verlust des sexuellen Verlangens, Scheidentrockenheit und Harnwegsprobleme umfassen.

Patientinnen, denen nach einer Hysterektomie Östrogene verschrieben werden, müssen manchmal mit deren Nebenwirkungen zurechtkommen, wenn sie ohne Progesteron verabreicht werden. Wird zusätzlich ein synthetisches Progesteron verschrieben, müssen sie die Nebenwirkungen dieser Kombination in Kauf nehmen. Frauen, denen die Gebärmutter entfernt werden musste, haben ein höheres Risiko für Herzerkrankungen, Arthritis und Osteoporose. Wenn Sie nach der Hysterektomie mit den Nebenwirkungen der synthetischen Hormonersatztherapie zu kämpfen haben, sollten Sie Ihren Arzt bitten, sie durch eine bioäquivalente Hormonersatztherapie zu ersetzen. Eine synthetische Therapie, die schlecht vertragen wird, kann jederzeit schrittweise auf ein bioäquivalentes Hormonpräparat umgestellt werden. Wenn die Patientinnen trotz der Umstellung auf natürliche Hormone weiterhin über Hitzewallungen oder vaginale Trockenheit klagen, muss die Dosierung angepasst, vaginales Östriol eingeführt und der Androgenhaushalt (freies und gesamtes Testosteron und DHEA-S) stets überprüft werden. Selbst nach Eintritt in die Wechseljahre produzieren die Leydig-Zellen in den Eierstöcken noch mindestens 10 Jahre lang Testosteron. Wir wissen, wie wichtig Testosteron für unser Wohlbefinden ist, aber wenn die Eierstöcke entfernt werden, verschwinden auch seine positiven Auswirkungen.

Ein Mythos, mit dem man aufräumen muss

Frauen, denen die Gebärmutter entfernt wurde, erhalten praktisch nie Progesteron mit der Begründung, dass es nicht benötigt wird, da es nach Ansicht vieler Gynäkologen nur die Funktion hat, die Gebärmutterschleimhaut vor unkontrollierten Zellwucherungen zu schützen, und da es ja keine Gebärmutter mehr gibt, auch kein Progesteron nötig ist. Aber das stimmt nicht! Ich erinnere Sie an die beruhigende Wirkung von Progesteron, das sich bei oraler Einnahme in Allopreganolon verwandelt, ein Metabolit, der auf die GABA-Rezeptoren im Gehirn wirkt und damit beruhigende und schlaffördernde Effekte hat. Denken Sie daran, dass Sie auch in Ihrem Gehirn Rezeptoren für Progesteron haben: Die Natur tut nie etwas ohne einen bestimmten Grund!

WAS TUN, UM SICH WOHLZUFÜHLEN?

10 SCHRITTE ZU MEHR GESUNDHEIT UND WOHLBEFINDEN

Hier sind meine Tipps in Kurzform, wie ich sie bereits an verschiedenen Stellen auf den vorhergehenden Seiten erörtert habe und auf den folgenden Seiten weiter ausführen werde.

1. Ernähren Sie sich Low Carb

Das heißt, ernähren Sie sich kohlenhydratarm. Später (siehe Seite 147) finden Sie einen siebentägigen Speiseplan mit kohlenhydratarmen Rezepten. Diese Diät hilft dabei, den Insulinspiegel niedrig zu halten: Auf diese Weise kann Ihr Körper auf Fettreserven zugreifen, um Energie zu gewinnen, und folglich wird Fett abgebaut.
Sie bestimmen selbst, wie stark Sie die Kohlenhydrate einschränken wollen: Sie können sich für eine sanfte Low-Carb-Diät mit weniger als 100 g Kohlenhydraten pro Tag entscheiden oder strenger vorgehen und die Kohlenhydrate auf 60 g reduzieren. Der erste Schritt, den ich Ihnen empfehle, ist der Verzicht auf jeglichen Zuckerzusatz, also keine gesüßten Getränke, keinen Zucker im Kaffee, keine Kekse, Kuchen, Brioche, Panettone oder Snacks. Wenn Sie sich kohlenhydratarm ernähren, werden sich Ihre Hitzewallungen drastisch verbessern und ziemlich sicher ganz verschwinden.

2. Reduzieren Sie den übermäßigen Verzehr von Trockenfrüchten

Eine kohlenhydratarme Ernährung kann dazu beitragen, die Nahrungsaufnahme unter Kontrolle zu halten, indem sie den Heißhunger reduziert und das Sättigungsgefühl zwischen den Mahlzeiten erhöht: Wenn der Heißhunger erst einmal beseitigt ist, werden Sie den berüchtigten Snack – der ohnehin unnötig ist – nicht mehr brauchen. Achten Sie darauf, es mit einigen der erlaubten Lebensmittel nicht zu übertreiben, z. B. Sahne, Bulletproof Coffee (einige fügen Butter oder Kokosöl zum Kaffee hinzu), Trockenfrüchte im Allgemeinen und Nüsse im Besonderen, die viele von Ihnen oft in größeren Mengen essen, ohne sich dessen bewusst zu sein. Ich erinnere Sie daran, dass 100 g Nüsse genauso viele Kalorien haben wie 100 g Schokolade.

3. Vermeiden Sie Alkohol

Der abendliche Konsum von Alkohol kann die Produktion des Wachstumshormons, das normalerweise nachts ausgeschüttet wird und eine starke lipolytische (fettverbrennende) Funktion hat, für etwa 24 Stunden hemmen. Das kann den Fett- und Kohlenhydratstoffwechsel sowie die Muskelproteinsynthese beeinträchtigen. Eine verminderte Produktion von Wachstumshormon kann daher die Körperzusammensetzung beeinflussen, indem sie das Risiko einer Fettansammlung erhöht und die Muskelmasse reduziert.

4. Essen Sie ausreichend eiweißhaltige Lebensmittel

Dies trägt dazu bei, eine angemessene Muskelmasse aufrechtzuerhalten. Wenn Sie unter Insulinresistenz leiden, empfehle ich Ihnen, auf Milchprodukte zu verzichten, da diese eine insulinogene Wirkung haben.

5. Bewegen Sie sich

Heben Sie Gewichte oder machen Sie Krafttraining, um einerseits Muskelmasse zu halten und aufzubauen und andererseits die Ausschüttung des Wachstumshormons anzuregen. Trainieren Sie, denn Muskeln, die ungenützt bleiben, werden schwach und schlaff. Selbst einfache Bewegungen oder Übungen mit dem eigenen Körpergewicht tragen zum Erhalt und Aufbau von Muskeln bei. Das macht Sie nicht nur stärker und stärkt Ihre Knochen, sondern führt auch zu einem höheren Energieverbrauch im Ruhezustand, einem schnelleren Stoffwechsel, einer besseren Blutzuckerkontrolle und einer geringeren Insulinresistenz. Je mehr Muskeln Sie haben, desto höher ist Ihr Grundumsatz.

6. Führen Sie intermittierendes Fasten ein

Ganz einfach gesagt, lassen Sie das Abendessen oder das Frühstück aus. Engländer und Amerikaner sprechen von *Time Restricted Eating:* Achten Sie darauf, dass das Zeitfenster, in dem Sie essen, weniger als 12 Stunden beträgt. Lassen Sie zwischen dem Abendessen und dem Zubettgehen mindestens 3 Stunden verstreichen, das hilft dabei, den Insulinspiegel über längere Zeit niedrig zu halten. Je länger Sie fasten, desto stärker steigt Ihr Wachstumshormonspiegel an.

7. Sorgen Sie für eine gute Schlafqualität

Nächte mit erholsamem Schlaf reduzieren die Cortisolproduktion und die Insulinresistenz, wodurch Sie Ihr Körpergewicht besser kontrollieren können. Wenn das hormonelle Ungleichgewicht der Perimenopause und der Menopause die Qualität Ihres Schlafes beeinträchtigt, sollten Sie folgende Tipps befolgen: Schlafen Sie in einem kühlen, ruhigen Raum, schaffen Sie sich eine entspannende Schlafroutine, reduzieren Sie den Konsum von Stimulanzien und Alkohol ab dem Nachmittag, schalten Sie die Bildschirme mindestens eine Stunde vor dem Schlafengehen aus, schützen Sie sich mit einer Blaulichtbrille vor blauem Licht.

8. Stressbewältigung durch Entspannungstechniken

Yoga, Bewegung, Selbsthypnose und Meditation, erfüllende soziale Beziehungen – all das verbessert den parasympathischen Tonus und die Herzfrequenzvariabilität. Auch die Ausübung von entspannenden Hobbys kann hilfreich sein: Finden Sie Ihr Hobby.

9. Unterstützen Sie einen physiologischen zirkadianen Rhythmus

Setzen Sie sich dazu morgens natürlichem Licht aus und vermeiden Sie abends blaues Licht, indem Sie eine Blaulichtbrille tragen und geeignete Lampen einschalten.

10. Greifen Sie auf eine bioäquivalente Hormonersatztherapie zurück

In dieser Phase Ihres Lebens wird eine HRT Sie zu jeder Zeit unterstützen.

DIE KOHLENHYDRATARME ERNÄHRUNG

Viele von Ihnen stellen mir immer wieder die gleichen Fragen, und es ist verständlich, warum: Was kann ich tun, um abzunehmen? Wie kann ich meinen Stoffwechsel ankurbeln? Wie kann man eine Insulinresistenz behandeln? Ist Bauchfett ein unausweichliches Schicksal nach 40?

Aber nein, absolut nicht! Aber Sie müssen Ihren Lebensstil ändern, und Gewohnheiten sind bekanntlich hartnäckig. Aber alles ist machbar, ich werde Ihnen erklären, wie. Der Ansatz zur Veränderung muss allumfassend sein; d.h., um uns wohlzufühlen, müssen wir versuchen, zahlreiche Aspekte unseres Lebens zu verbessern, wie ich es in den 10 Punkten zusammengefasst habe, die ich im vorigen Kapitel kurz erläutert habe.

Kommen wir nun zu den Aspekten, die mit der Ernährung zu tun haben. Denken Sie daran, dass der Verzehr der richtigen Lebensmittel nicht nur Ihre Gesundheit erhält, sondern auch Ihre Knochen stärkt, Ihre Stimmung reguliert und den Zustand Ihres Herz-Kreislauf-Systems verbessert.

Ich war noch nie ein Fan von Kalorienzähl-Diäten, auch weil ich sie auf Dauer für unnötig und unpraktisch halte. Wenn wir jedoch lernen, uns richtig zu ernähren, können wir das jederzeit und überall tun: zu Hause, bei der Arbeit, im Urlaub ...

Überprüfen Sie Ihre Ernährung

Nehmen Sie genug Eiweiße zu sich?

In den Ernährungstagebüchern meiner Patientinnen fällt mir fast immer eine unzureichende Eiweißzufuhr auf: Die meisten Frauen decken Ihren Eiweißbedarf nicht. Aber liebe Frauen, wir Menschen bestehen aus Eiweiß – Haare, Haut, Muskeln, Knochen, Peptidhormone, Antikörper, um nur einige Strukturen in unserem Körper zu nennen. Wenn Sie nicht genügend Proteine zu sich nehmen, werden Sie schlecht altern. Inzwischen gibt es zahlreiche wissenschaftliche Studien über Sarkopenie und die Auswirkungen auf unsere Lebenserwartung. Was bedeutet das? Um eine angemessene Muskelmasse zu erhalten, muss man sich bewegen und genügend Eiweiß essen. Woher wissen wir, was die richtige Menge an Eiweiß für jeden von uns ist? Ich habe es Ihnen bereits erklärt: Multiplizieren Sie Ihr Gewicht mit 1,5 (g Eiweiß) und finden Sie es heraus. Wenn Sie beispielsweise 65 Kilo wiegen, müssen Sie diese Multiplikation durchführen: 65 x 1,5 = 97,5. Also sind 97,5 g Eiweiß Ihr täglicher Eiweißbedarf, den Sie auf die Mahlzeiten des Tages aufteilen müssen. Aber wie berechnet man, wie viel Eiweiß in den verschiedenen Lebensmitteln enthalten ist? Bevor ich diese Frage beantworte, möchte ich Sie daran erinnern, dass wir alle essenziellen Aminosäuren, die wir brauchen, in der Tierwelt finden.

Aber gehen wir einen Schritt zurück: Die Proteine unseres Körpers bestehen aus 20 Aminosäuren, die je nach ihrer Abfolge, also wie sie zusammengesetzt sind, die verschiedenen Strukturen bilden: Knochen, Muskeln, Antikörper usw. Zwölf dieser Aminosäuren sind sogenannte „nicht-essenzielle“ Aminosäuren, d.h., unser Körper kann sie selbst herstellen, während die anderen acht, die sogenannten „essenziellen“ Aminosäuren, über die Nahrung zugeführt werden müssen.

Jedes Lebensmittel tierischen Ursprungs (Fleisch, Fisch, Eier) enthält alle acht essenziellen Aminosäuren, während Lebensmittel pflanzlichen Ursprungs nie alle enthalten und daher kombiniert werden müssen, um unseren Proteinbedarf zu decken. Bei pflanzlichen Lebensmitteln gibt es zwei weitere potenzielle Probleme: Ihre Proteine werden immer von Kohlenhydraten begleitet, weshalb ihr Verzehr nicht ideal ist, wenn Sie unter einer Stoffwechselstörung leiden; außerdem sind sie reich an Antinährstoffen wie Lektinen, Oxalaten und Phytaten, die die Aufnahme von Proteinen und ihrer Mikronährstoffe beeinträchtigen.
Ich möchte mit einem weiteren Mythos aufräumen, der sich um die verzweigtkettigen Aminosäuren, nämlich Leucin, Isoleucin und Valin, rankt. Sie gehören zwar zu den essenziellen Aminosäuren, aber wenn man nur drei der acht erforderlichen Aminosäuren zu sich nimmt, nützt das nichts. Alle acht essenziellen Aminosäuren müssen in Ihrer Ernährung enthalten sein.
Zum Schluss noch ein paar nützliche Hinweise: Ein durchschnittliches Ei enthält etwa 7 g Eiweiß; 100 g Fleisch enthalten etwa 20–22 g Eiweiß; Fisch enthält weniger, da er einen höheren Wasseranteil hat. Im Internet finden Sie mehrere Tabellen, die den Eiweißgehalt aller Lebensmittel angeben. Seien Sie neugierig, finden Sie es selbst heraus.
Wir Frauen schaffen es jedoch nur selten, unseren Eiweißbedarf zu decken, denn wir lieben bekanntlich Gemüse. Daher ist es eine gute Idee, auf ein hochwertiges Nahrungsergänzungsmittel zurückzugreifen: Lassen Sie sich von Fachleuten beraten und folgen Sie nicht jedem aktuellen Trend.

Welche Öle/Fette verwenden Sie zum Kochen?

Viele von Ihnen verwenden mehrfach ungesättigte pflanzliche Fette wie Mais-, Erdnuss-, Raps-, Reis-, Sonnenblumen- und

Traubenkernöl – weg damit! Sie sind giftig, reich an Omega-6-Fettsäuren (von denen wir bereits genug haben!)[1] und höchst instabil: Sie verwandeln sich in Transfettsäuren und machen aus kohlenhydratreichen Lebensmitteln beim Braten und Backen giftige Acrylamidverbindungen. Beim Kochen empfehle ich, nur unser fantastisches kalt gepresstes Olivenöl zu verwenden und für alles andere gesättigte Fette: Schweinschmalz, Ghee, Talg. Eventuell auch Kokosöl, das zu den gesättigten Pflanzenfetten gehört. Denn gesättigte Fette sind sehr stabil und nicht entzündungsfördernd, wie man immer wieder fälschlicherweise annimmt.

Wie oft am Tag essen Sie?

Viele von Ihnen essen fünf Mahlzeiten am Tag, weil sie auch die berüchtigten und viel empfohlenen Zwischenmahlzeiten zu sich nehmen, die man aber vergessen sollte. Wenn Sie frühstücken, sollten Sie problemlos bis zum Mittagessen satt sein. Wie? Essen Sie vorzugsweise Eiweiß und Fett, dann verspüren Sie keinen Hunger und sorgen für eine bessere glykämische Stabilität bei den folgenden Mahlzeiten. Wenn Sie eine Zwischenmahlzeit zu sich nehmen möchten, sollten Sie auf Obst verzichten oder essen Sie zumindest vorher etwas Eiweiß- oder Fetthaltiges, z. B. ein paar Mandeln oder Nüsse oder ein Stück Käse: Auf diese Weise vermeiden oder verringern Sie die glykämischen Spitzen und können Obst nach der Mahlzeit als Dessert essen.

[1] Das Problem ist das unausgewogene Verhältnis von Omega-3 zu Omega-6, das idealerweise 1 : 4 betragen sollte, während es bei der modernen Omega-6-reichen Ernährung 1 : 20 bis 1 : 40 bzw. 1 : 60 beträgt, was uns in einen chronisch entzündlichen Zustand versetzt.

Wie oft essen Sie verpackte und industrielle Lebensmittel?

Dabei handelt es sich um Lebensmittel, die fast immer mit unangemessenen Fetten hergestellt werden und reich an raffinierten Kohlenhydraten sind. Eine Ernährung, bei der diese Lebensmittel konsumiert werden, ist in hohem Maße entzündungsfördernd. Erinnern Sie sich an das, was ich vorher über Transfettsäuren und Acrylamid gesagt habe.

Wie viel Alkohol konsumieren Sie?

Alkohol und eine schlanke Taille – das passt nicht zusammen. Ich wiederhole es noch einmal: Alkohol hemmt die Produktion des Wachstumshormons, des stärksten Fettverbrenners, den wir haben. Außerdem fördert Alkohol Hitzewallungen und verschlechtert die Qualität des Schlafs.

Reduzieren Sie Kohlenhydrate

Ich empfehle, die Zufuhr von Kohlenhydraten – aus den genannten Gründen der Kontrolle von Hitzewallungen und Insulinresistenz – auf mindestens unter 100 g pro Tag zu reduzieren, je nach Vorliegen einer Stoffwechselstörung kann man auch auf 80 oder 60 g gehen. Die kohlenhydratarme Ernährung ist einfach und langfristig durchführbar. Sie entscheiden selbst, welchen Kohlenhydraten Sie den Vorrang geben.

Kohlenhydrate in den richtigen Kontext stellen

Ein weiterer Tipp für den Alltag ist zu lernen, Kohlenhydrate richtig zu kombinieren: Essen Sie vor dem Verzehr von Kohlenhydraten immer Ballaststoffe. Beginnen Sie die Hauptmahlzeit also mit einem Salat, gewürzt mit kalt gepresstem Olivenöl und Apfelessig, sowie Eiweiß und Fett. Wenn meine Mahlzeit beispielsweise aus Fleischbällchen, Spinat mit Butter und Reis besteht, esse ich zuerst den Spinat, dann die Fleischbällchen und dann den Reis. Ein anderes Beispiel: Schinken und Melone. Zuerst den Schinken essen, dann die Melone. Das sind einfache Tricks, aber sie verringern die Aufnahme von Zucker und damit die Blutzuckerspitzen. Ein weiterer Tipp zur Verringerung der Blutzuckerspitzen besteht darin, innerhalb von 90 Minuten nach der Hauptmahlzeit einen 10- bis 15-minütigen zügigen Spaziergang zu machen oder vor dem Essen ein Glas Wasser mit einem Esslöffel Apfelessig zu trinken: Dies verringert die Glukoseaufnahme um 30 Prozent und folglich die Insulinausschüttung um 20 Prozent. Unglaublich, nicht wahr? Aber einfach und für jeden machbar!

Bauen Sie intermittierendes Fasten in Ihren Alltag ein

Wie das geht? Beginnen Sie mit einem zwölfstündigen Fasten, d.h., Sie haben danach 12 Stunden Zeit zum Essen. Unser Ziel ist es, die Fastenzeit auf mindestens 16 Stunden zu erhöhen. Und wie? Indem Sie das Abendessen oder das Frühstück auslassen: Durch Nutzung der Schlafenszeiten werden Sie diese Fastenstunden auf jeden Fall erreichen. Ich würde Ihnen erneut raten, möglichst mindestens 3 Stunden zwischen dem Abendessen und dem Schlafengehen verstreichen zu lassen. Auf diese Weise erhöhen Sie die Insulinsensitivität.

DIE EIGENSCHAFTEN DES APFELESSIGS

Apfelessig enthält wie andere Essigsorten (Wein, Granatapfel usw.) Essigsäure, die den pH-Wert des Magen-Darm-Trakts geringfügig verändert, wodurch sich dessen Motilität ändert und die Magenentleerung verlangsamt wird. Sie wirkt auch auf die Disaccharidase-Enzyme für die Verdauung von Zucker, die verlangsamt wird, ebenso die Aufnahme von Kohlenhydraten. Das Ergebnis ist eine um 30 Prozent verringerte Zuckeraufnahme und eine um 20 Prozent verringerte Insulinausschüttung.

Gilt dies für alle Arten von Essig? Ja, aber nicht für Balsamico-Essig, da dieser einen hohen Kohlenhydratgehalt aufweist. Auch Zitronensaft hat eine ähnliche, wenn auch weniger ausgeprägte Wirkung.

Die Enzymausschüttung und die Verdauungsfunktionen werden auch durch den pH-Wert des Magen-Darm-Trakts reguliert, sodass es immer kontraproduktiv ist, zu stark anzusäuern oder zu basisch zu werden.

Auf muskulärer Ebene stimuliert Essig die Glut4, die Glukosetransporter im Muskel, und begünstigt ihre Expression: Dadurch gelangt die Glukose direkt in das Muskelgewebe, um verwertet zu werden. Essig ist in der Lage, auf mitochondrialer Ebene zu wirken, indem er die Fettoxidation erleichtert.

Die Insulinresistenz ist letztlich ein Störungsfaktor von Fett und Glukose. Essig verbessert die Insulinempfindlichkeit der Leber, was zu einer besseren Verwertung der Glukose und einer Verringerung der Gluconeogenese, d. h. der Zuckerneubildung, führt.

Eine wirksame und unbedenkliche Strategie: Nehmen Sie 15–30 ml Essig, was ein bis 2 Esslöffel entspricht,

immer in Wasser verdünnt, entweder 15 Minuten vor oder 15 bis 20 Minuten nach der Mahlzeit ein oder essen Sie einen Salat mit Apfelessig und kalt gepresstem Olivenöl vor der Hauptmahlzeit. Auch Zitronensaft ist gut geeignet, aber man sollte bedenken, dass er etwas weniger wirksam ist: Sie müssten den Saft von 3 Zitronen trinken, um das gleiche Ergebnis wie ein Esslöffel Apfelessig zu erzielen.
Ich liebe es, frischen Zitronensaft in Mineralwasser zu geben! Übrigens gibt es eine umfangreiche wissenschaftliche Literatur zu diesem Thema (siehe Literaturverzeichnis).

Low-Carb-Menüs für alle

Hier ist ein Beispiel für einen kohlenhydratarmen Speiseplan (mit weniger als 100 g Kohlenhydraten pro Tag) für 7 Tage. Der Plan ist nur ein Leitfaden, der Ihnen eine grobe Vorstellung davon vermitteln soll, wie Sie sich kohlenhydratarm ernähren können. Sie können selbst entscheiden, aus welcher Quelle Sie die Kohlenhydrate beziehen möchten: eine Scheibe Toast, Reis, ein Teller Nudeln, Kartoffeln oder Süßkartoffeln ... je nachdem, wie kohlenhydratarm Sie sich ernähren möchten, wählen Sie die Kohlenhydrate, die Ihnen am besten schmecken.

Tag 1

Frühstück: Omelett mit Spinat und Käse, Kaffee oder Tee
Mittagessen: Hähnchensalat mit Kopfsalat, Tomaten, Gurke, Avocado und Nüssen, ein Stück Obst
Abendessen: im Ofen gebackener Lachs mit Spargel in Butter, grüner Salat

Tag 2

Frühstück: griechischer Joghurt mit Beeren und gehackten Mandeln, Kaffee oder Tee
Mittagessen: Garnelensalat mit Avocado, Gurke und Tomaten
Abendessen: Hähnchencurry mit Süßkartoffeln

Tag 3

Frühstück: 2–3 Rühreier mit Schinken, ein Stück Obst, Kaffee oder Tee
Mittagessen: Rinderfilet (Grass Fed; also aus Weidehaltung) mit Sardellenbutter, gedünstete Zucchini
Abendessen: gekochte Linsen, sautierter Chicorée, gemischter Salat, ein Stück Obst

Tag 4

Frühstück: Eier-Crêpe mit frischer Schlagsahne, Marmelade oder Haselnussaufstrich, Kaffee oder Tee
Mittagessen: Lachssalat mit Kopfsalat, Tomaten, Gurken, gekochtem Ei und Nüssen, ein Stück Obst
Abendessen: Lammkoteletts mit Bratkartoffeln oder gemischtem Salat

Tag 5

Frühstück: griechischer Joghurt mit 2 Esslöffel meines Müslis (siehe Seite 154), Kaffee oder Tee
Mittagessen: Spargel in Bozner Soße mit Schinken, Kopfsalat, ein Stück Obst
Abendessen: Guacamole oder Zucchiniröllchen und Kopfsalat

Tag 6

Frühstück: Keto-Pfannkuchen mit Schinken oder Marmelade oder Haselnussaufstrich, Kaffee oder Tee
Mittagessen: gegrilltes oder in der Fritteuse gegartes Hähnchen, gebackene Zucchini und Kopfsalat, ein Stück Obst; oder in Stücke geschnittene Hähnchenbrust (über Nacht in einer Mischung aus Zitronensaft und Rosmarin mariniert) und in der Pfanne gebraten; in Stücke geschnittene Ananas, die in einer anderen Pfanne mit Öl gebraten wird, bis sie leicht karamellisiert, Kopfsalat mit Schnittlauch
Abendessen: Sellerie mit Kichererbsen-Hummus, Kopfsalat

Tag 7

Frühstück: Spiegeleier mit Speck, Kaffee oder Tee oder eine in Scheiben geschnittene Avocado und 60 g Räucherlachs
Mittagessen: Hackfleisch-Hamburger mit Brokkoli in Butter, Obstsalat
Abendessen: Kürbissuppe mit Kurkuma und Ingwer mit Kopfsalat und Ölsaaten oder in der Pfanne gebratene Goldbrassen- oder Wolfsbarschfilets mit sautiertem Brokkoli mit Knoblauch und kalt gepresstem Olivenöl

Einige Rezepte für die kohlenhydratarme Küche

Nachfolgend einige Rezepte aus meiner Küche – einfach, lecker und kohlenhydratarm. Es sind auch einige „kleine Sünden“ dabei, denn auch Ausnahmen sollten zu unserem Leben gehören. Guten Appetit!

Zucchiniröllchen

Die Zucchiniröllchen sind erfrischend und schnell zubereitet und lassen sich in vielen fantasievollen Variationen zubereiten.

Zutaten

6 Eier
600 g Zucchini, in kleine Stücke geschnitten
Salz und Pfeffer
250 g Weichkäse, z. B. Philadelphia
gehackte Petersilie
150 g gekochter Schinken
40 g geriebener Parmesan

Zubereitung

› Ein Backblech mit Backpapier auslegen.
› Die Eier mit dem Parmesan, Salz, Pfeffer und der gehackten Petersilie verquirlen, dann die grob geschnittenen Zucchini dazugeben und vermengen.
› Die Masse gleichmäßig auf dem Blech verteilen, bei 185 °C etwa 22 Minuten backen.
› Aus dem Ofen nehmen, abkühlen lassen.
› Das Omelett auf ein neues Backpapier geben, mit Frischkäse bestreichen und die Schinkenscheiben darauf verteilen, dann eine Rolle formen.

Ich ziehe es vor, die Rolle in Scheiben zu schneiden und sofort zu essen. Man kann die Rolle aber auch in Backpapier einwickeln und sie für ein paar Stunden in den Kühlschrank legen, um sie später kalt zu essen. Ich überlasse die Wahl Ihrem Geschmack.

Kürbissuppe mit Kurkuma und Ingwer

Ein einfaches Rezept, das auch im Thermomix zubereitet werden kann. Es macht sich die bekannten entzündungshemmenden und immunstimulierenden Eigenschaften von Kurkuma und Ingwer zunutze.

Zutaten

½ Zwiebel
15 g kalt gepresstes Olivenöl
1 kg gewürfelter Kürbis
600 ml Brühe (auch Gemüsebrühe)
1 TL Pfeffer
1 TL Kurkumapulver
½ TL Ingwerpulver
½ TL Muskatnuss
1 TL Salz
200 g Vollmilch-Naturjoghurt
50 g Sahne

Zubereitung

› Die Zwiebel fein hacken und in Öl anbraten.
› Den Kürbis und die Brühe in einen Topf geben und 15 Minuten kochen lassen.
› Alles pürieren, bis eine homogene Soße entsteht.
› Die Gewürze, die Sahne und den Joghurt hinzugeben und alles miteinander vermengen.
› Mit einem Klecks Schlagsahne garniert servieren.

Rinderfilet (aus Weidehaltung) mit Sardellenbutter

Zutaten

sehr dickes (mind. 4–5 cm) Rinderfilet (vom Rind aus Weidehaltung) vom Typ T-Bone
Butter
6–7 Sardellen
Saft einer halben Zitrone
Maldon-Salz
gemischtes Gemüse (Kirschtomaten, Zucchini, gelbe Paprika, Blumenkohl …)
kalt gepresstes Olivenöl
Kokosöl
Pfeffer
Petersilie
natürliche Aromen, z. B. Rosmarin, Thymian, Basilikum, Oregano, Minze

Zubereitung

› Das gesamte Gemüse waschen und schneiden, in eine Auflaufform geben, das Olivenöl hinzufügen und die Kräuter darauf verteilen.
› Bei 225 °C 15 Minuten lang backen.
› Die Sardellen, den Zitronensaft, die Petersilie und die zimmerwarme Butter in den Mixer geben. Pürieren, bis eine dicke Creme entsteht, die in eine Servierschüssel gefüllt werden kann.
› Die Rinderfilets etwa eine Minute lang auf jeder Seite in heißem Kokosöl braten, bis die beiden Oberflächen gut gebräunt sind.
› Die Auflaufform aus dem Ofen nehmen, Platz für die Filets schaffen, das Maldon-Salz hinzufügen und bei 200 °C 10–15 Minuten schmoren – je nachdem, ob Sie das Fleisch blutig (rare) oder rosa (medium) haben möchten.
› Mit Sardellenbutter servieren.

Tatar vom Rind mit Avocado

Zutaten

180 g gehacktes Rinderfilet
1 EL kalt gepresstes Olivenöl
Salz und schwarzer Pfeffer nach Geschmack
1 EL frisch gepresster Zitronensaft

Zum Würzen

1 EL gehackte rote Zwiebel
1 EL gesalzene Kapern
1 TL Senf
1 TL gehackte Petersilie
½ Avocado, gewürfelt

Zubereitung

› Die Avocado mit der Zwiebel, den Kapern, dem Senf und der Petersilie vermengen und in einen Servierring geben.
› Eine weitere Schicht mit dem mit Olivenöl, Zitronensaft, Salz und Pfeffer gewürzten Fleisch hinzufügen. Die Form entfernen und sofort servieren.

Gemüsechips

Je geringer der Wassergehalt des Gemüses ist, desto knuspriger werden die Chips, wenn Sie die Umluftfunktion des Backofens verwenden.

Zutaten

2 Rote Beten
5 Karotten
500 g Topinambur
frischer Rosmarin
Schnittlauch
kalt gepresstes Olivenöl
rosa, schwarzes und geräuchertes Salz

Zubereitung

› Waschen und schälen Sie das gesamte Gemüse und schneiden Sie es dann in dünne Scheiben.
› Das gut abgetupfte Gemüse in 3 verschiedene Schüsseln geben und mit Olivenöl bestreichen.
› Die Rote Bete mit etwas rosa Salz, die Topinambur mit geräuchertem Salz und gehacktem Rosmarin, die Karotten mit schwarzem Salz und Schnittlauch würzen.
› Das Gemüse auf die Backbleche verteilen, ohne es übereinanderzuschichten, und bei 150 °C im vorgeheizten Backofen bei Umluft backen.
› Nach etwa 20 Minuten die Gemüsescheiben umdrehen und weiter backen, bis sie knusprig und goldbraun sind.
› Dann schnell auf Küchenpapier abtropfen lassen, mit etwas Salz bestreuen und heiß servieren.

Bozner Soße: das Rezept meiner Mutter

Passt hervorragend zu Gerichten wie gekochtem Spargel, aber auch zu gemischtem gekochten Fleisch, Roastbeef, Bresaola, gekochtem Schinken, Gemüse wie Tomaten, Staudensellerie, belgischem Endiviensalat, Zucchini … Die Bozner Soße kann auf viele Arten zubereitet werden, daher gibt es Rezepte mit verschiedenen Variationen.

Zutaten

2 hartgekochte Eier
1 EL frisch gehackte Petersilie
½ Schalotte (oder Schnittlauch)
einige Schnittlauch-Halme
1 EL Apfelessig
1 EL Kapern
1 EL Pinienkerne
1 EL Senf
genügend kalt gepresstes Olivenöl
1 Knoblauchzehe (optional)
1 Sardelle (optional)

Zubereitung

› Das Eiweiß eines hart gekochten Eies beiseitelegen.
› Die restlichen Eier im Mixer pürieren, die erforderliche Menge Olivenöl hinzufügen, damit die Masse homogen wird, und alle weiteren Zutaten hinzufügen.
› Zum Schluss das beiseitegestellte und in kleine Stücke geschnittene Eiweiß hinzufügen.
› Den in kleine Stücke geschnittenen Schnittlauch hinzufügen.

Pralinen-Variation

Zutaten

alle Schokoladenstücke (vorzugsweise dunkle Schokolade mit einem Kakaogehalt von mindestens 75 %), die Sie zu Hause haben. Wenn Sie keine haben, kaufen Sie verschiedene Marken
Haselnüsse, Mandeln, ungeschälte Hanfsamen, kandierte Ingwerstücke
Papiermuffin- oder Schokoladenförmchen

Zubereitung

› Die gehackte Schokolade in ein Wasserbad geben. Wenn Sie einen Thermomix haben, geben Sie die Schokolade einfach in den Mixtopf und lassen Sie den Thermomix 8 Minuten bei 100 °C laufen.
› Füllen Sie die Papierförmchen nach Belieben mit der geschmolzenen Schokolade, wobei Sie einige mit Haselnüssen, andere mit Mandeln, Hanfsamen oder Ingwerstücken ergänzen.
› Lassen Sie Ihrer Fantasie freien Lauf, wenn Sie andere Kombinationen wünschen!

Müsli

Zutaten

100 g Walnüsse
100 g Haselnüsse
100 g Mandeln
100 g Paranüsse
50 g Macadamianüsse
50 g Pistazien
Kürbiskerne
Sonnenblumenkerne
Sesamsamen
Hanfsamen
Leinsamen
2 EL Honig (ich bevorzuge Mandel- oder Orangenhonig)
2 EL Kokosöl
Kokosraspeln
nach Belieben gehackte Früchte oder Sultaninen, dunkle Schokoladensplitter, frische Früchte

Zubereitung

› Die Nüsse im Mixer grob zerkleinern, in eine große Schüssel geben und alle Samen (nach Belieben), Kokosraspel, Kokosöl und Honig hinzufügen.
› Gut mischen, bis eine mehr oder weniger homogene Masse entsteht.
› Ein Backblech mit Backpapier auslegen und die Masse darauf gleichmäßig verteilen. In den vorgeheizten Backofen schieben und bei 100 °C 65 Minuten lang backen.
› Nach dem Backen aus dem Ofen nehmen und abkühlen lassen, dann nach Belieben Früchte, Sultaninen oder gehackte Zartbitterschokolade hinzufügen ... lassen Sie Ihrer Fantasie freien Lauf!

Mandelkuchen

Zutaten

300 g Mandeln
6 Eiweiß
60 g Zucker oder für Menschen mit Stoffwechselproblemen 80–100 g Erythrit (ich bin allerdings kein Fan von diesen Süßstoffen)

Zubereitung

- Den Backofen auf 175 °C Ober- und Unterhitze einschalten.
- Die Mandeln hacken.
- Das Eiweiß steif schlagen, langsam den Zucker bzw. den Süßstoff und dann die Mandeln hinzufügen.
- Die Masse in eine geölte oder mit Backpapier ausgelegte Kuchenform geben und in den vorgeheizten Ofen schieben.
- 45 Minuten backen, aus dem Ofen nehmen, abkühlen lassen und genießen.
- Der Mandelkuchen schmeckt hervorragend zum Kaffee oder mit einem Klacks Marmelade serviert.

WAS SIND BIOÄQUIVALENTE HORMONE?

Bioäquivalente (auch bioidentische) Hormone sind chemisch identisch mit den Hormonen, die unser Körper selbst produziert und die er deshalb als natürlich erkennt. Sie haben die exakte Molekularstruktur der vom Körper synthetisierten Hormone und rufen die gleichen physiologischen Reaktionen hervor wie körpereigene Hormone. Es sind dennoch Hormone und keine Nahrungsergänzungsmittel!

Bioäquivalente Hormone sind also Hormone, während Östrogenpräparate und synthetisches Progesteron hormonell wirksame Medikamente sind. Synthetische Progesteronpräparate gibt es viele, vor allem solche, die für die Antibabypille verwendet werden, und sie sind dem Progesteron ähnlich, aber nur ähnlich, nicht gleich. Ethinylestradiol, das häufigste Östrogen in der Antibabypille, ist ein modifiziertes Östradiol. Ich werde oft gefragt, warum die Pharmaindustrie Medikamente aus synthetischen Östrogen- und Progesteronhormonen herstellt; die Antwort ist einfach: Weil synthetische Hormone, wie alle Medikamente, patentierbar und daher aus finanzieller Sicht sehr lukrativ sind. Natürliche Hormone kann man nicht patentieren.

Meine Patienten fragen mich oft, ob bioäquivalente Hormone besser sind, weil sie natürlich sind. Die Frage entspringt dem

Misstrauen gegenüber synthetischen Hormonen. Aber was bedeutet „natürlich“?

Alle heute verwendeten bioäquivalenten Hormone stammen aus einer pflanzlichen Quelle: Aus der Pflanze *Dioscorea villosa,* die vor allem in Mexiko und China wächst, wird Diosgenin gewonnen, eine Substanz, aus der Steroidhormone synthetisiert werden. Im Labor wird Diosgenin durch eine Reihe chemischer Prozesse in Pregnenolon, den Vater bzw. Vorläufer aller Steroidhormone, umgewandelt. Dieser Schritt ist notwendig, weil der Körper nicht über die Enzyme verfügt, die für die Umwandlung von Diosgenin in Pregnenolon erforderlich sind. Deshalb führt die Ein- und Aufnahme von *Dioscorea* in Form von Tabletten oder Cremes nicht zu einem Anstieg des Pregnenolonspiegels. Wenn wir also von bioäquivalenten Hormonen sprechen, meinen wir nicht eine Heilpflanze, sondern echte Hormone, die im Labor hergestellt werden.

Worin unterscheiden sich bioäquivalente Hormone von synthetischen Hormonen?

Wie bereits erwähnt, sind bioäquivalente Hormone chemisch exakte Kopien der von unserem Körper produzierten Hormone. Die synthetischen Östrogen- und Progesteronpräparate binden sich auf abnormale Weise und für längere Zeit an unsere Rezeptoren, was zu Wirkungen führt, die wir möglicherweise übersehen. Ein Beispiel ist das Östrogen aus dem Urin trächtiger Stuten, das in der berühmten WHI-Studie untersucht wurde (siehe Seite 180).

Was ist eine Hormonersatztherapie (HRT)?

Die HRT ist eine Hormontherapie auf der Grundlage von Östradiol und Progesteron. Die anderen Hormone ergänzen sie, ersetzen sie aber nicht. Einige Patientinnen, die nur DHEA und Östradiol einnahmen, waren überzeugt, dass sie eine HRT machen, weil sie dachten, dass DHEA sich in Testosteron und Östrogen umwandelt. Das tut es auch, aber dabei werden nicht die Progesteron- und Östradiol-Dosierungen erreicht, die wir brauchen. Wenn Sie eine Hormonersatztherapie auf der Basis von Östradiol und einem synthetischen Gestagen einnehmen und es Ihnen gut damit geht, sollten Sie damit fortfahren – die Vorteile sind enorm.

Welches sind die am häufigsten verwendeten bioäquivalenten Hormone?

Am häufigsten werden die Hormone verwendet, die in der Prä- und Perimenopause – also in den Jahren ab 40 bis zum Eintritt in die Wechseljahre – sowie in der Menopause fehlen, wie Progesteron, Östradiol, Östriol, DHEA, aber auch Pregnenolon, Cortisol und Testosteron. Für genauere Informationen über die Funktionen der einzelnen Hormone verweise ich auf die einzelnen Kapitel über diese Hormone.

Haben bioäquivalente Hormone Nebenwirkungen?

Bei richtiger Dosierung treten nur selten Nebenwirkungen auf. Falls doch, reicht es, die Dosierung anzupassen. Wenn eine Frau beispielsweise Östradiol, Testosteron und Progesteron einnimmt und unter Brustspannen leidet, genügt es, die Östradiol-Dosis zu überprüfen. Bei meinen Patientinnen führe ich dann mitunter einen wöchentlichen Hormonruhetag ein. Das reicht aus, um das Problem zu beheben.

Eine individuell angepasste Hormonersatztherapie, also in der richtigen Dosierung und Zusammensetzung sowie mit regelmäßigen Kontrollen im Laufe der Zeit, hat nur sehr wenige Schattenseiten. Davon bin ich überzeugt.

Wie lange kann man eine bioäquivalente Hormontherapie durchführen?

Hierauf antworte ich mit einer Gegenfrage: Hören Sie irgendwann auch auf zu essen? Die Hormone sind die Nahrung für unsere Zellen und unser Wohlbefinden. Sie machen das graue Leben wieder bunt. Mindestens bis zum Alter von 100 Jahren! Das sagen auch die Leitlinien: Wenn die Frau gesund ist und keine Kontraindikationen für die Einnahme bioäquivalenter Hormone vorliegen, dann können sie auch längerfristig eingenommen werden.

Was sind die Vorteile bioäquivalenter Hormone?

Wir sind uns mittlerweile sicher einig, dass die Grundvoraussetzung für ein gesundes Leben die Aufrechterhaltung des hormonellen Gleichgewichts ist. Hormonmangel führt zu zahlreichen Gesundheitsproblemen, die von schwerwiegenden Krankheiten wie Krebs, Herz-Kreislauf-Erkrankungen, Osteoporose, Alzheimer und anderen Demenzerkrankungen bis

hin zu milderen, aber nicht weniger beeinträchtigenderen Beschwerden wie Hitzewallungen, Schlaflosigkeit, Unfruchtbarkeit, Fettleibigkeit und Depressionen reichen können.
Ich wette, die meisten von Ihnen wussten das nicht, weil es Ihnen nie gesagt wurde!
Ziel der bioäquivalenten Hormonersatztherapie ist es, die durch die verminderte körpereigene Hormonproduktion verursachten Symptome zu lindern und Krankheiten, die im Zusammenhang mit Hormonstörungen stehen, vorzubeugen, indem sie das hormonelle Gleichgewicht fördert und soweit wie möglich die natürlichen Prozesse des Körpers nachahmt. Die Dosierung muss individuell angepasst und von einem Arzt verschrieben werden, der sich in der Materie auskennt, unabhängig von seiner Facharztausbildung.
Zu diesem Zweck muss man:

- die angemessene Dosis des fehlenden Hormons einnehmen;
- eventuelle weitere hormonelle Defizite ausgleichen;
- die Behandlung zum richtigen Zeitpunkt mit der erforderlichen Mindestdosis beginnen;
- regelmäßige Kontrollen anhand von Labortests durchführen, deren Ergebnisse richtig interpretiert werden müssen. Außerdem müssen stets die Symptome, die Anzeichen für einen Mangel, einen Überschuss oder ein Ungleichgewicht von Hormonen oder Hormongruppen sowie die Familiengeschichte und frühere medikamentöse Therapien jeder Patientin berücksichtigt werden.

Auf dieser Grundlage wird die richtige Dosis bzw. die physiologische, d.h. optimale Dosis des Hormons entsprechend der vorliegenden Beschwerden und des Alters der Patientin ermittelt. Die Therapie muss im Laufe der Zeit kontrolliert werden, wobei zu beachten ist, dass kein Fall dem anderen gleicht.

Im Mittelpunkt muss das Wohlbefinden der Frau stehen und nicht nur die Laborwerte: Die Medizin muss auf den Menschen zugeschnitten sein, nicht auf die Zahlen.
Ich möchte Sie daran erinnern, dass bioäquivalente Hormone nicht als Verhütungsmittel wirksam sind.

EINE KURZE GESCHICHTE DER SYNTHETISCHEN HORMONE

Viele haben Diethylstilboestrol (DES) bereits vergessen, ein synthetisches Hormon mit östrogenähnlicher Wirkung, das in den USA von den 1940er- bis in die 1970er-Jahre eingesetzt wurde, um Fehlgeburten zu verhindern – bis sich herausstellte, dass es bei den Töchtern der Frauen, die es einnahmen, Gebärmutterhalskrebs verursachte.
Es folgte Premarin, ein Medikament, das mit Östrogenen aus dem Urin trächtiger Stuten hergestellt wurde. Es verursachte schätzungsweise 15.000 Fälle von Gebärmutterkrebs, aber anstatt es vom Markt zu nehmen, wurde es neu zusammengesetzt, indem das Östrogen mit einem Gestagen (Medroxyprogesteronacetat) kombiniert wurde, um auf diese Weise Gebärmutterkrebs zu verhindern.
So entstand 1995 Prempro, eine Kombination aus Premarin (Östrogen von trächtigen Stuten) und Provera (einem Gestagen). Zahlreiche wissenschaftliche Studien folgten, die das erhöhte Risiko von Brustkrebs durch die Verwendung dieser synthetischen Hormone nachgewiesen haben, insbesondere aufgrund des Einsatzes von synthetischem Progesteron. Die WHI-Studie (siehe Seite 180) wurde mit Prempro durchgeführt (im Studienarm mit Östrogen-Progesteronpräparat).

Seit 2002 haben viele Frauen die Einnahme synthetischer Hormone abgebrochen und sind auf bioäquivalente Hormone umgestiegen. Zu Ihrer Information: 13.000 Frauen haben bei einem US-Gericht eine Klage eingereicht, in der sie die Behandlung mit synthetischen Hormonen als Ursache für ihre Brustkrebserkrankung anführen.
Bioäquivalente Hormone sind sicher: Im Vergleich zu synthetischen Hormonen verursachen sie weder eine erhöhte Inzidenz von Brustkrebs noch von Herz-Kreislauf-Erkrankungen (J. Dach, 2011).

Bioäquivalente Hormone - eine Gebrauchsanweisung

Bioäquivalente Hormone sind in Apotheken als registrierte Produkte von Pharmaunternehmen zu finden, die sie in exakten Dosierungen verkaufen. Diese haben den Vorteil, dass sie genau die angegebene Dosis enthalten. Alternative kann ein Galenikum sein, also ein vom Apotheker nach den Anweisungen des Arztes hinsichtlich Dosierung und Zusammensetzung zubereitetes Produkt. In diesem Fall ist eine sehr gute und kontinuierliche Zusammenarbeit des Arztes mit dem Apotheker unabdingbare Voraussetzung. Außerdem ist ein entsprechendes Know-how des Apothekers erforderlich, der auch über eine geeignete Einrichtung zur Herstellung der Galenika verfügen muss.
Es gibt diese Produkte – sowohl vom Pharmaunternehmen als auch vom Apotheker zubereitet – in verschiedenen Anwendungsformen, die im Folgenden beschrieben werden.

Cremes, Sprays und Gels

Sie können Cremes, Sprays oder Gels, die Hormone enthalten, täglich direkt auf die Haut (transdermaler Weg) oder auf die Schleimhäute der Vagina oder Vulva auftragen. In welcher Form die Hormone verabreicht werden, hängt von Produkt und Anwendungsort ab.

Unmittelbar nach dem Auftragen des Präparats sollten Sie keine Feuchtigkeitscremes auftragen und auch nicht duschen. Ich rate meinen Patientinnen, diese Präparate auf der Innenseite des Arms oder des Oberschenkels aufzutragen, wo die Haut dünner ist. Sie können die Creme und das Gel aber auch auf den Bauch, die Schultern und die äußeren Oberschenkel auftragen. Vorsicht bei Testosteron: Es ist besser, es nicht ständig auf die Innenseite der Oberschenkel aufzutragen, weil es das Haarwachstum anregen kann. Auch wenn nach zwei Enthaarungen alles wieder normal ist, wechseln Sie besser die Stelle, auf der Sie es auftragen und Sie haben keine Probleme. Das Spray wird ohne Verreiben auf die Innenseite des Arms aufgetragen.

Wird eine Creme oder ein Gel verwendet, empfehle ich, das Produkt auf einer ausreichend großen Fläche zu verteilen und einige Sekunden lang einzumassieren, bis es vollständig eingezogen ist. So stellen sie ein ausreichendes *Hormonreservoir* in Ihrem Unterhautgewebe sicher.

Im Sommer ist es am besten, das Hormonpräparat abends aufzutragen, um zu vermeiden, dass es durch Schwitzen, Baden und Duschen verloren geht.

Waschen Sie sich nach dem Auftragen immer die Hände und lassen Sie mindestens 1 Stunde verstreichen, bevor jemand den „behandelten“ Teil Ihres Körpers berührt.

Transdermale Pflaster

Diese enthalten Östradiol und werden auf den Rücken, den Bauch oder die Schultern geklebt und sollten ein- bis zweimal pro Woche gewechselt werden. Sie haben den Vorteil, dass sie einen konstanten Östradiolspiegel halten und eignen sich hervorragend für Frauen, die empfindlich auf Hormonschwankungen reagieren. Manchmal kann eine Überempfindlichkeitsreaktion auf den Klebstoff des Pflasters auftreten. Bei Frauen, die viel schwimmen oder gerne in die Sauna gehen, kann es zu einer verminderten Aufnahme des Hormons kommen, weil das Pflaster nicht mehr gut auf der Haut klebt. Die gute Haftung des Pflasters ist sehr wichtig, weil ansonsten das Hormon nicht optimal wirken kann. In solchen Fällen muss das Pflaster durch eine Creme, ein Spray oder ein transdermales Gel ersetzt werden.

Vaginalzäpfchen/Vaginaltabletten

Das Hormon ist in einem Zäpfchen oder einer Vaginaltablette enthalten und wird in die Vagina eingeführt. Dies ermöglicht eine schnelle Aufnahme über die Schleimhaut.

Kapseln/Tabletten zur oralen Einnahme

Die meisten herkömmlichen HRT-Formulierungen sind eine Kombination aus Östrogen und synthetischem Progesteron, die oral eingenommen werden. Bei dieser Einnahmeform kann Östradiol Auswirkungen auf die Leber haben, da es Gerinnungsfaktoren beeinflussen kann: Bei Frauen mit positiver Thrombophilie, also einer erhöhten Thromboseneigung, oder früheren thromboembolischen Ereignissen sollte die Hormontherapie gerade wegen dieser Nebenwirkung transdermal verabreicht werden. Außerdem stimuliert Östradiol möglicherweise die vermehrte Synthese von Hormontransportproteinen und beein-

trächtigt damit auch die Schilddrüsenfunktion, da es zu einer vermehrten Produktion von TBG, dem Schilddrüsenhormon-Taxi, kommt. Es ist wichtig, sich der möglichen Folgen der Einnahme von Östradiol in bestimmten Fällen bewusst zu sein.
Was das Progesteron betrifft, so bezieht sich das leicht erhöhte Thromboserisiko auf das synthetische Gestagen der oral eingenommenen Standard-Hormonersatztherapie, während das mikronisierte Progesteron der bioäquivalenten Therapie nicht betroffen ist.
Außerdem wird das oral eingenommene Progesteron in der Leber immer in Allopregnanolon umgewandelt, das eine beruhigende Wirkung hat (siehe Kapitel über Progesteron), die transdermal nicht erreicht wird. Aus diesem Grund sollte Progesteron oral immer abends vor dem Schlafengehen eingenommen werden, da es beruhigt, entspannt und schläfrig machen kann.

Lutschtabletten

Hierbei handelt es sich um eine Tablette, die sich durch Lutschen im Mund auflöst. Am besten lässt man sie an der Innenseite der Wange haften, ohne sie sofort zu schlucken, damit ein großer Teil der darin enthaltenen Hormone über die Mundschleimhaut direkt in den Blutkreislauf gelangt.
Lutschtabletten gelten technisch gesehen als transmukosale Methoden, da sie so konzipiert sind, dass die Hormone nicht den Magen-Darm-Trakt passieren, obwohl leider ein nicht unerheblicher Anteil unweigerlich dennoch dorthin gelangt.
Ich verwende diese Anwendungsform aus 3 Gründen nicht gern: Die Lutschtabletten schmecken oft unangenehm, es kann lange dauern, bis sie sich auflösen, und ein Teil des Hormons wird trotzdem geschluckt und landet in der Leber.

Die Hormondosierung variieren

Die Dosierung des Hormons ist natürlich von Frau zu Frau unterschiedlich: Jüngere Frauen benötigen oft höhere Östrogendosen als ältere Frauen. Interessanterweise stellt man manchmal auch fest, dass allein eine Änderung der Verabreichungsart desselben Hormons mögliche Beschwerden beseitigen kann. Wichtig ist, dass stets eine angemessene Östrogendosierung gewährleistet ist, um Werte zu erreichen, die vor kardiovaskulären Risiken, kognitivem Abbau und Osteoporose schützen.

Bei einer Erhöhung der Östrogendosis oder zu Beginn einer Östrogentherapie kommt es bei manchen Frauen, insbesondere wenn sie schon länger in den Wechseljahren sind, zu Blutverlusten. In diesem Fall ist es ratsam, die verordnete Dosierung sorgfältig zu überprüfen und die Patientin gegebenenfalls zu einer gynäkologischen Visite zu überstellen, um andere Ursachen auszuschließen.

Treten die Beschwerden nach Monaten des Wohlbefindens wieder auf, kann dies bedeuten, dass die Dosierung der Hormonersatztherapie angepasst oder die Art der Verabreichung geändert werden muss; häufig wird dies durch die Zugabe von Testosteron gelöst.

Frauen in der Perimenopause, die an einigen Tagen ihres Menstruationszyklus Östrogen benötigen, stellen fest, dass sich ihre Beschwerden in der Phase vor der erwarteten Periode verschlimmern, da der Östrogenspiegel in dieser Zeit sinkt: In diesem Fall kann man die Hormonmenge steuern, die für das Wohlbefinden erforderlich ist.

EINIGE DER BEKANNTESTEN BIOÄQUIVALENTEN HORMONE, DIE IN APOTHEKEN ERHÄLTLICH SIND

Progeffik, 100 und 200 mg; orale und vaginale Einnahme	Progesteron mikronisiert
Prometrium, 100 und 200 mg, orale und vaginale Einnahme	Progesteron mikronisiert
Estreva, Gel, 0,1 %	Östradiol
Lenzetto, Spray	Östradiol
Sandrena, Briefchen zu 1 mg	Östradiol
Estraderm, Pflaster, 25, 50, 100 mcg/die	Östradiol
Estrodose, Gel, 0,75 mg	Östradiol
Colpogyn, Creme und Vaginalzäpfchen	Östriol
Ovestin, Creme und Vaginalzäpfchen	Östriol
Gelistrol, Vaginal-Gel	Östriol
Atrocom, Vaginalzäpfchen	Östriol
Intrarosa, 6,5 mg, Vaginalzäpfchen	Prasteron (DHEA)
Vagifem, 10 mcg, Vaginalzäpfchen	Östradiol
Progynova, 2 mg, orale Einnahme	Östradiol

Die Kontrollen, die vor Beginn einer HRT durchzuführen sind

Bevor Sie mit einer bioäquivalenten HRT beginnen, ist es ratsam, die Dosierung der Sexualhormone sowie einige andere wichtige Parameter zu bestimmen, um Ihren Stoffwechsel- und Mikronährstoffstatus besser zu definieren.

Laut meinen Lehrmeistern Dr. Thierry Hertoghe und Dr. Jonathan Wright ist die genaueste Methode zur Bestimmung der Dosierung von Sexualhormonen die 24-h-Sammelurinprobe.

An zweiter Stelle steht die Blutentnahme (die ich persönlich bevorzuge), die in jedem Labor durchgeführt werden kann. Eine weitere Möglichkeit ist die Speichelprobe, mit der der Anteil des im Gewebe enthaltenen Hormons bestimmt werden kann, der also aktiv und klinisch wirksam ist, weil er frei von Transportproteinen ist. Der Speicheltest ist jedoch bei einer oralen HRT nicht zuverlässig: Die Östradiol- und Progesteronwerte können trotz Hormonersatztherapie niedrig sein. Das Gegenteil ist der Fall bei einer transdermalen Hormontherapie: In diesem Fall reicht es aus, die Therapie 12 bis 24 Stunden vor der Durchführung des Tests abzusetzen, um falsch erhöhte Werte zu vermeiden.

Blutuntersuchungen

Mir liegt immer die umfassende Gesundheit der Frau am Herzen: Ich halte es für extrem einschränkend, nur hormonelle Parameter zu betrachten. Deshalb sollten wir nicht vergessen, dass für eine angemessene Bewertung der Gesamtsituation auch der Stoffwechselstatus, die Mikronährstoffe, die Vitamine und Mineralien wichtig sind. Daher bestimme ich sie gerne zusammen mit dem Hormonprofil bei der Erstuntersuchung einer Patientin: Auf diese Weise erhalte ich ein Gesamtbild ihres Gesundheitszustandes, das es mir erlaubt, angemessen und fallbezogen zu intervenieren.

Die Blutabnahme muss nüchtern (nach mind. 12 Stunden fasten) erfolgen, eben weil Stoffwechsel-, Entzündungs- und Mikronährstoffparameter gemessen werden müssen.

Die zu bestimmenden Stoffwechsel- und Entzündungsparameter sind:

- Blutzucker
- Insulin
- HbA1c, d.h. glykiertes Hämoglobin

- Gesamtcholesterin
- HDL-Cholesterin
- Triglyzeride
- C-reaktives Protein (CRP)
- Homocystein
- Ferritin

Die zu bestimmenden Hormone sind:

- LH
- FSH
- Östradiol
- Progesteron
- freies und Gesamttestosteron
- SHBG (Sexualhormon-bindendes Globulin)
- TSH (Schilddrüsen-stimulierendes Hormon)
- FT3 (freies Trijodothyronin)
- FT4 (freies Thyroxin)

Die zu bestimmenden Mikronährstoffparameter sind:

- Vitamin B12
- Folate
- Vitamin D
- Selen
- Zink
- Magnesium
- Natrium
- Kalium

Bei der Bestimmung der Schilddrüsenhormone wird immer der freie Anteil von FT3 und FT4 im Blut gemessen, während TSH die Aktivität der Hypophyse als Reaktion auf die Schilddrüsenaktivität widerspiegelt.

Bei einigen Patientinnen mit Hashimoto-Thyreoiditis bestimme ich auch die Antikörper Anti-TPO und Anti-Tg, die ich jährlich kontrolliere: Ziel ist es, sie zu senken, möglichst auf null. Anschließend muss die Beurteilung der Schilddrüse unbedingt durch eine Ultraschalluntersuchung ergänzt werden.

Wann wird der Hormonspiegel bestimmt?

In den Wechseljahren kann die Blutprobe jederzeit entnommen werden, während es in der Perimenopause besser ist, die Analyse eine Woche vor dem erwarteten Zyklus durchzuführen, d. h. während der Luteinphase. Wenn Sie jedoch einen sehr unregelmäßigen und wenig vorhersehbaren Zyklus haben, können Sie die Blutentnahme zu jedem Zeitpunkt durchführen.

Tatsächlich frage ich mich, wie sinnvoll die Bestimmung des Östradiol- und Progesteronspiegels in der Perimenopause ist, wenn diese Hormone so stark schwanken, dass die Ergebnisse der Blutuntersuchung einer Momentaufnahme entsprechen und am nächsten Tag ganz anders aussehen können. Wie wir gesehen haben, ist die Perimenopause durch enorme Hormonschwankungen gekennzeichnet, die einer regelrechten Achterbahnfahrt gleichen, vor allem beim Östrogen; das erklärt die Bandbreite der Symptome, die Sie plagen können (siehe Kapitel über die Perimenopause auf Seite 79).

Wenn Sie sich hingegen in den Wechseljahren befinden, ist es logisch, dass Östradiol und Progesteron niedrig sind, aber es ist trotzdem interessant zu sehen, wie niedrig. Und warum?

Ich habe einige, wenn auch wenige Patientinnen in den Wechseljahren, die Östradiolwerte von über 50 pg/ml haben, ohne etwas einzunehmen: Es wäre kontraproduktiv, ihnen Östradiol zu verabreichen und damit unglücklicherweise eine iatrogene Östrogendominanz mit allem, was dazu gehört, zu verursachen. Da die Hormonwerte von einem Tag auf den anderen stark schwanken, ist es immer wichtig, das gesamte klinische Bild zu betrachten und insbesondere zu berücksichtigen, wie sich eine Frau fühlt und wie sich ihre Symptome im Laufe der Zeit verändern. Mit diesen Informationen kann dann die beste Hormonbehandlung gewählt werden.

ERWÜNSCHTE HORMONWERTE IN DEN WECHSELJAHREN

Mir ist wichtig zu betonen, dass trotz „normaler" Hormonwerte Beschwerden auftreten können, was bedeutet, dass die Werte eben nicht optimal sind. Wir haben gesehen, dass die zahlreichen Wechselwirkungen der Hormone untereinander Probleme verursachen können, selbst wenn die Einzelwerte dieser Hormone im Normbereich liegen.

Hormon	optimaler Wert
Östradiol (E2)	> 50 pg/ml
Pregnenolon	100–150 ng/dl
Progesteron	5–20 ng/ml, bei transdermaler Therapie 2–4 ng/ml
Freies Testosteron	1–6 ng/dl
SHBG	in der Mitte des Normbereichs
TSH	1–2 mIU/ml
FT3	im oberen Bereich des Normbereichs
FT4	in der Mitte des Normbereichs
Nüchterninsulin	< 5 µUI/ml
Nüchternblutzucker	< 85 mg/ml
Homa-Index (Blutzucker X Insulin/405)	< 2
Verhältnis Triglyceride zu HDL-Cholesterin	< 2

Wann sollte man mit einer bioäquivalenten HRT beginnen?

Es ist nie zu spät! Die 7 führenden internationalen Menopausengesellschaften, darunter auch die italienische, betonen, dass eine Frau innerhalb von 10 Jahren nach Eintritt der Menopause mit einer HRT beginnen kann. Der beste Zeitpunkt für den Beginn ist zweifellos die Perimenopause, d. h. die Jahre, in denen die Funktion der Eierstöcke langsam nachlässt und daher erste Symptome auftreten, wie Schlafstörungen, unregelmäßiger oder gar kein Zyklus, manchmal Hitzewallungen, Stimmungsschwankungen, oder sich Autoimmunerkrankungen entwickeln wie Hashimoto-Thyreoiditis oder Fibromyalgie und viele andere, die wir bereits gesehen haben.
Potenziell kann man in jedem Alter mit der Einnahme einer bioäquivalenten Hormonersatztherapie beginnen. Dies aber erst 10 Jahre nach dem Eintritt in die Wechseljahre zu tun, wird nicht mehr viel nützen, weil dann schon viel Schaden entstanden ist. Und nun? Sollten wir die Frauen, die schon länger in den Wechseljahren sind und sich aufgrund des Hormonmangels schlecht fühlen, nicht behandeln? Natürlich tun wir das trotzdem! Meiner Meinung kann man alle Frauen, die dies wünschen, auf natürliche Weise behandeln, sofern keine Kontraindikationen vorliegen. Dabei ist natürlich die richtige Dosierung zu beachten und jeder Einzelfall sorgfältig zu prüfen. Der Beginn einer HRT viele Jahre nach dem Eintritt in die Wechseljahre erfordert Vorsicht, da möglicherweise Nebenwirkungen durch die Einnahme von Östrogenen auftreten können, fast so als ob der Körper sie nicht mehr als seine eigenen erkennen würde. Wichtig ist eine sorgfältige und fein abgestimmte Anpassung der Dosierung, die immer wieder durch regelmäßige klinische Untersuchungen und Blutproben überprüft werden muss. Die verfügbaren Formulierungen und Dosierungen der HRT sind vielfältig, es ist

wirklich für jede Frau eine beste Wahl möglich. Viele erleben dadurch eine deutliche Verbesserung ihrer Gesundheit und ihres Wohlbefindens.

Wie schön ist es, wenn Patientinnen zu mir sagen: „Ich kann es kaum glauben, ich bin so glücklich, ich fühle mich gut, vital, voller Energie. Mir wird klar, dass ich mich so lange schlecht gefühlt habe, aber ich hielt es für normal, weil man sich daran gewöhnt, sich schlecht zu fühlen." Oder auch: „Frau Doktor, jetzt ist mein Leben wieder bunt, vorher lebte ich in Schwarz-Weiß."

Frauen leben heute länger als früher, vor 100 Jahren lag ihre Lebenserwartung bei etwas mehr als 50 Jahren, heute liegt sie bei mindestens 84 Jahren. Das bedeutet, dass immer mehr Frauen in die Wechseljahre kommen, und unabhängig davon, ob sie die Symptome der Wechseljahre erleben oder nicht, alle haben in diesem Lebensabschnitt einen niedrigen Hormonspiegel, der für immer so bleiben wird mit den damit verbundenen Problematiken und Risiken.

In Italien werden nur 5 Prozent der weiblichen Bevölkerung mit einer Hormonersatztherapie behandelt, aber 57 Prozent der Gynäkologinnen und 59 Prozent der Ehefrauen von Gynäkologen. Dies ist praktisch der einzige Fall, in dem Ärzte eine medikamentöse Therapie elfmal häufiger in Anspruch nehmen als ihre Patientinnen. In nordeuropäischen Ländern wie Schweden und Norwegen wenden 52 Prozent der Frauen eine HRT an (86 % der Gynäkologinnen).

Alle Frauen verdienen sich eine hochwertige Behandlung und Versorgung in der Menopause, die durch evidenzbasierte wissenschaftliche und klinische Studien validiert ist. Aber derzeit wird sie nur von einer Minderheit genutzt.

Wir haben viel zu tun, um Informationen über die bioäquivalente HRT zu verbreiten. Werden wir laut, um die wahren Hauptakteure unserer Gesundheit zu werden.

NATÜRLICHE HEILMITTEL FÜR DIE MENOPAUSE

Nicht-hormonelle Mittel können bei Beschwerden wie Hitzewallungen, Schlafproblemen und Angstzuständen eine große Hilfe sein, aber sie können niemals fehlende Hormone ersetzen. Ich erkläre es Ihnen so: Sie haben keinen präventiven Einfluss auf das Risiko, Herz-Kreislauf-Erkrankungen, kognitiven Verfall, Osteoporose, Inkontinenz oder Depressionen zu entwickeln. Verständlich?

Im Folgenden werden die wichtigsten auf dem Markt erhältlichen Präparate aufgelistet, wobei es viele Nahrungsergänzungsmittel gibt, die mehr als einen der hier angeführten Wirkstoffe in einem einzigen Produkt enthalten und zweifellos ausgezeichnete Hilfsmittel sind.

- Salbei *(Salvia officinalis):* Es handelt sich um eine aromatische Pflanze, die leicht anzubauen und noch leichter zu verwenden ist. Sie enthält Wirkstoffe mit östrogenen Eigenschaften, die einige Wechseljahresbeschwerden lindern können. Eine Studie aus dem Jahr 2011 hat gezeigt, dass bei Frauen, die acht Wochen lang Salbeiextrakt einnahmen, Beschwerden wie Hitzewallungen, nächtliches Schwitzen und Scheidentrockenheit deutlich abnahmen. Gegen Hitzewallungen empfehle ich einen Aufguss mit frischen oder getrockneten Blättern. Stellen Sie im Sommer einen Topf mit Salbei in der Küche auf Ihr Fensterbrett und trocknen Sie die Blätter regelmäßig.
- Passionsblume *(Passiflora incarnata):* Die auch als „Blume der Leidenschaft" bekannte Pflanze wird traditionell als natürliches Heilmittel gegen Schlaflosigkeit und Angstzustände eingesetzt. Beides tritt in den

Wechseljahren häufig auf. Vorsicht, die Passionsblume kann mit einigen Medikamenten in Wechselwirkung treten: Sie kann die Wirkung von Schlafmitteln und Angstlösern verstärken, was das Risiko von Schläfrigkeit und anderen Nebenwirkungen erhöht. Sie kann auch die Fähigkeit der Leber beeinträchtigen, Medikamente wie orale Verhütungsmittel und einige Herzmedikamente zu verstoffwechseln, was deren Wirksamkeit verändern oder unerwünschte Nebenwirkungen hervorrufen kann.

- Mönchspfeffer *(Vitex agnus-castus):* Er ist wirksam bei hormonellen Ungleichgewichten wie prämenstruellem Syndrom, unregelmäßigem Menstruationszyklus und anderen perimenopausalen Beschwerden wie Brustspannen, indem er zu einer Erhöhung der Progesteronsynthese führt. Nahrungsergänzungsmittel mit Mönchspfeffer in Kombination mit Johanniskraut sind hervorragend geeignet, um die Stimmung zu heben und Ängste zu kontrollieren.
- Johanniskraut *(Hypericum perforatum):* Diese Pflanze wird häufig als natürliches Heilmittel gegen Angstzustände und leichte Depressionen eingesetzt. Johanniskraut kann über das Enzymsystem der Cytochrome P450 in der Leber mit vielen Arzneimitteln in Wechselwirkung treten, was zu einer Verringerung der Wirksamkeit führt, z. B. bei oralen Verhütungsmitteln, Gerinnungshemmern und verschiedenen Medikamenten zur Behandlung von Herzerkrankungen und Depressionen.
- Traubensilberkerze *(Actaea racemosa):* Die Pflanze wächst vor allem in Nordamerika und wird traditionell als natürliches Heilmittel auch bei Wechseljahresbeschwerden verwendet. Traubensilberkerze stimuliert die Östrogenrezeptoren, ohne ein Phytoöstrogen zu sein,

und enthält mehrere Wirkstoffe wie Isoflavone, die eine östrogenähnliche Wirkung haben können. Dies kann dazu beitragen, Beschwerden wie Hitzewallungen, Schlaflosigkeit, Reizbarkeit und nächtliche Schweißausbrüche zu lindern. Interessant ist auch seine entzündungshemmende und schmerzlindernde Wirkung, die bei Muskel- und Gelenkschmerzen hilfreich ist. Der in Amerika verwendete Name „Black Cohosh" rührt daher, dass sein starker Geruch Bettwanzen vertreibt (das könnte sich mitunter als nützlich erweisen ...).

- Phytoöstrogene: Dabei handelt es sich um pflanzliche Verbindungen, die in ihrer Struktur den körpereigenen Östrogenen ähneln, sich an deren Rezeptoren binden und eine östrogene Wirkung entfalten können. Auf diese Weise tragen Phytoöstrogene dazu bei, den in den Wechseljahren auftretenden Östrogenabfall auszugleichen und damit verbundene Symptome wie Hitzewallungen, Reizbarkeit und Scheidentrockenheit zu lindern. Wir finden Phytoöstrogene in Leinsamen, Soja, Salbei, Rotklee, Luzerne, Lakritze, aber auch in Linsen, Erbsen, Spargel, Haferflocken, Knoblauch und Tofu. Es versteht sich von selbst, dass sie nur dann eine Wirkung entfalten können, wenn sie in ausreichender Menge und über einen längeren Zeitraum hinweg verzehrt werden. Ich glaube nicht, dass die oben genannten Lebensmittel jeden Tag in ausreichender Menge auf Ihren Tellern zu finden sind – geben Sie mir recht?
- Ashwagandha *(Withania somnifera):* Die auch Schlafbeere genannte Pflanze wird in der traditionellen ayurvedischen Medizin zu verschiedenen Zwecken verwendet, unter anderem zur Unterstützung des Nervensystems und zur Verbesserung von Stimmung und Energie. Aber es gibt keine wissenschaftlichen Bewei-

se dafür, dass sie speziell Wechseljahresbeschwerden lindern kann. Einige Studien deuten jedoch darauf hin, dass Ashwagandha Stress lindert und Energie und Ausdauer fördert, was für einige Frauen in den Wechseljahren hilfreich sein kann. Es sind keine Wechselwirkungen mit anderen Medikamenten bekannt.

- Rosenwurz *(Rhodiola rosea):* Diese Pflanze wird traditionell in der Volksmedizin zur Linderung verschiedener Beschwerden wie Müdigkeit, Angstzustände und Depressionen verwendet; sie trägt auch dazu bei, Stress zu reduzieren und Energie und Stimmung zu heben, was für einige Frauen in den Wechseljahren hilfreich sein kann. Die Einnahme von Rosenwurz in Verbindung mit Antidepressiva kann zu einer stark beschleunigten Herzfrequenz führen, den Blutdruck senken (Vorsicht deshalb bei der Einnahme von blutdrucksenkenden Medikamenten) sowie die Wirkung des gerinnungshemmenden Medikaments Warfarin und einiger entzündungshemmender Medikamente verstärken.

Ich empfehle Ihnen dringend, bei der Einnahme von Nahrungsergänzungsmitteln vorsichtig zu sein und sich von kompetenten und qualifizierten Personen beraten zu lassen: Sie haben gesehen, dass sie die Wirkung einiger Medikamente verstärken oder abschwächen können. Es ist wichtig, sich bewusst zu machen, dass die orthomolekulare Medizin, die oft durch unkontrolliertes Marketing verharmlost wird, eine Wissenschaft für sich ist. Sie behandelt verschiedene Krankheiten mit Hilfe von Nahrungsergänzungsmitteln in therapeutischer Dosierung und kann bei unsachgemäßer Anwendung schädlich sein.

HRT und Brustkrebs: eine Klarstellung

Nicht Brustkrebs ist die häufigste Todesursache bei Frauen, wie viele immer noch meinen, sondern Herzinfarkt: In der westlichen Welt sterben Frauen etwa 7-mal häufiger an einem Herzinfarkt als an Brustkrebs.

Man bedenke, dass in den USA und im Vereinigten Königreich die Zahl der Frauen, die an Komplikationen durch osteoporotische Hüftfrakturen sterben, der Zahl derer entspricht, die an Brustkrebs sterben. Wir wissen auch, dass das Risiko osteoporotischer Hüftfrakturen um 50 bis 60 Prozent sinkt, wenn eine Östrogentherapie durchgeführt wird, da diese die Knochenfestigkeit erhöht und damit ihre Flexibilität steigert.

Schließlich kommen auf jede Frau, bei der Brustkrebs diagnostiziert wird, zwei Frauen, bei denen Alzheimer diagnostiziert wird, eine Krankheit, für die es derzeit keine Behandlung oder Heilung gibt. Ich möchte Sie daran erinnern, dass zahlreiche Studien gezeigt haben, dass Östrogene das Risiko von Alzheimer und anderen Demenzerkrankungen um 25 bis 60 Prozent senken können und dass wir Frauen viel stärker von Alzheimer betroffen sind als Männer.

Zweifellos ist Angst eines der stärksten Gefühle: Frauen, die Angst vor Brustkrebs haben, sind ihren Gefühlen ausgeliefert und kennen die Statistik nicht, dass 90 Prozent der Patientinnen mit Brustkrebs wieder genesen. Sie glauben, dass der Verzicht auf eine Hormonersatztherapie sie vor dieser Krankheit schützt: Ich weiß nur zu gut, wie sehr diese Angst von der Ärzteschaft geschürt wird, aber ich werde Ihnen erklären, dass dies falsch ist und was tatsächlich Ihr Risiko, an Brustkrebs zu erkranken, erhöht.

Viele Frauen denken, dass die Hitzewallungen das einzige Problem der Wechseljahre sind, dabei sind Schlaflosigkeit, Herzrasen, geistige Trägheit sowie Gelenk- und Muskelschmerzen alles andere als trivial und können die Lebensqualität erheblich beeinträchtigen. Frauen wird oft gesagt, dass diese Symptome nur 2 Jahre andauern werden. Aber wir wissen sehr gut, dass sie stattdessen 7 bis 10 Jahre bestehen bleiben können, und es gibt nichts Besseres als Östrogene, um sie zu kontrollieren oder zu beseitigen. Wenn ich von HRT spreche, meine ich eine bioäquivalente, während die meisten Studien die konventionelle HRT mit synthetischen Hormonen untersuchen. Und warum? Weil, wie bereits erwähnt, kein Pharmaunternehmen ein Interesse daran hat, eine Studie über natürliche Hormone zu finanzieren, die niemals patentiert werden können: Am Ende entscheidet immer das Geld. Deshalb möchte ich, dass Sie sich Ihre eigene Meinung bilden, aber dazu müssen Sie ausreichend informiert sein. Nur dann können Sie selbst entscheiden und sind der wahre Protagonist Ihrer Gesundheit. Schauen wir uns gemeinsam die Fakten an.

Lassen Sie uns damit beginnen, was die italienische Menopausengesellschaft (SIM) sagt: „Europäische Beobachtungsstudien legen nahe, dass die Verabreichung von Östradiol in Kombination mit mikronisiertem Progesteron oder Dydrogesteron nicht mit einem signifikant erhöhten Brustkrebsrisiko verbunden ist, wie dies bei anderen synthetischen Gestagenen der Fall ist."

Interessanterweise sind die häufigsten Todesursachen, selbst bei Frauen, bei denen Brustkrebs diagnostiziert wurde, Herzkrankheiten. Und wir wissen, dass Östrogene das Risiko einer Herzerkrankung deutlich verringern.

Die WHI-Studie und die Auswirkungen ihrer Veröffentlichung

Bis 2002 haben Millionen von Frauen eine HRT erhalten. Obwohl immer mehr Frauen Wechseljahresbeschwerden nicht einfach hinnehmen und sich aktiver über Linderungsmöglichkeiten informieren und entsprechende Entscheidungen treffen, ist das negative Erbe der WHI-Studie immer noch sehr präsent. Wie viele von Ihnen haben schon gehört, dass man von HRT Krebs bekommt? Trotz der Tatsache, dass eine Hormontherapie die Gesamtmortalität wirksam senkt, überschätzen viele Frauen die Schäden einer HRT und überbewerten gleichzeitig die vermeintlichen Vorteile alternativer Therapien (Phytotherapie, Psychopharmaka usw.) oder ignorieren deren Risiken. Beim Abwägen der Vorteile der HRT gegen die Risiken neigen Frauen dazu, das Risiko zu überschätzen, und die Bedenken hinsichtlich der Sicherheit der HRT bleiben bestehen. Die Entscheidungsfindung bei der Behandlung von Wechseljahresbeschwerden ist komplex und dynamisch. Die Gewissheit, dass Entscheidungen von einer Quelle des Vertrauens getroffen und gerechtfertigt werden, kann eine fundierte Entscheidungsfindung unterstützen. Leider sehe ich, dass Frauen sich selbst überlassen werden und fast nie objektive und wahre Informationen über Risiken und Vorteile erhalten.

Viele der Studien über HRT und das Risiko von Krankheiten, insbesondere Brustkrebs, zeigen bescheidene, um nicht zu sagen grenzwertig signifikante Ergebnisse: Deshalb sind die Zahlen im Vergleich zur Realität aufgebläht, da die Forscher die Zahl immer als Prozentsatz angeben, ausgedrückt als relatives Risiko (RR), das bekanntermaßen viel höher ist als das tatsächliche absolute Risiko. Eine weitere Möglichkeit der Fehlinterpretation der Ergebnisse wissenschaftlicher Studien ist das sogenannte *Data Mining*, d.h. das Auswerten von Datenmustern, Regelmäßigkeiten und Gesetzmäßigkeiten am Ende der Studie, mit dem Ergebnisse in die gewünschte Richtung „gelenkt" werden. Verrückt, nicht wahr?

Aber was geschah im Jahr 2002? Die große WHI-Studie wurde in der Zeitschrift „Jama" veröffentlicht, leider – meiner Meinung nach – fehlerhaft konzipiert. Und seit dieser Veröffentlichung konnten wir einen dramatischen Einbruch bei der Verschreibung von HRT erleben, der vor allem auf die schlechten und manchmal sogar falschen Informationen zurückzuführen ist, die aus der Veröffentlichung resultierten und die bis heute andauern.

Aber warum halte ich die WHI-Studie für fehlerhaft konzipiert? Zunächst einmal, weil das Durchschnittsalter der untersuchten Frauen bei 63 Jahren lag und in der untersuchten Gruppe mehr als 50 Prozent der Frauen Risikofaktoren wie Übergewicht, Rauchen und Bluthochdruck aufwiesen. Einige Frauen hatten Begleiterkrankungen wie Diabetes, Dyslipidämie und koronare Herzkrankheit. Außerdem wurde nur ein einziger Wirkstoff getestet, der im Übrigen in Europa kaum verwendet wurde. Und auf dieser Auswahl von Frauen stützten sich dann die Maßnahmen zur HRT ab 2002.

Sehen wir uns das im Einzelnen an.

Für die WHI-Studie wurden insgesamt 161.000 Frauen ausgewählt. Die WHI-Studie besteht aus einer Beobachtungsstudie und mehreren anderen Studien, unter anderem eine zur Kalzium- und Vitamin-D-Supplementierung, eine zur fettarmen Ernährung und zwei zur HRT bei Frauen mit bzw. ohne Gebärmutter. Wir interessieren uns für den „hormonellen" Studienarm, der genau genommen aus 2 Teilen besteht: WHI-1 und WHI-2. An WHI-1 nahmen insgesamt 16.808 Frauen mit einer Gebärmutter und einem Durchschnittsalter von 63 Jahren teil. Etwas mehr als die Hälfte von ihnen, nämlich 8506 Frauen, erhielten Prempro – eine Kombination aus ECE und MPA

(konjugiertes Östrogen, das aus dem Urin trächtiger Stuten gewonnen wird, und synthetisches Progesteron Medroxyprogesteronacetat) –, während die übrigen Frauen ein Placebo erhielten. Was kam dabei heraus?
In der Prempro-Gruppe hatten – pro 1000 Teilnehmerinnen – im Vergleich zur Placebo-Gruppe:

- 2,5 Frauen mehr einen Herzinfarkt;
- 2,5 Frauen mehr einen Schlaganfall;
- 5 Frauen mehr eine Thrombose;
- 3 Frauen mehr Brustkrebs.

Aber es gab auch folgende Ergebnisse (hat man Ihnen das je gesagt?!):

- 12 Frauen erlitten weniger Knochenbrüche;
- 0,5 Frauen weniger Dickdarmkrebs;
- 5,5 Frauen weniger Diabetes.

Sie sehen also, dass die negativen Daten überwiegen, aber es ist etwas ganz anderes, wenn man die Zahlen und nicht die Prozentsätze betrachtet! Ich möchte Sie daran erinnern, dass es sich hier um synthetische Hormone (ECE + MPA) handelt.
Im Jahr 2004 wurden die WHI-2-Daten veröffentlicht, die die Gruppe von 10.739 Frauen ohne Gebärmutter betrifft: Die Hälfte von ihnen erhielt nur ECE (Östrogen von trächtigen Stuten), die andere Hälfte ein Placebo. Bei den Frauen, die nur mit ECE behandelt wurden, wurde ein geringeres Risiko für Herzinfarkt, Brust- und Dickdarmkrebs, Diabetes und Knochenbrüche festgestellt.
Dieser Teil der Studie zeigte auch, dass Östrogen, wenn auch Stutenöstrogen und nicht bioäquivalent, vor allem jüngere Frauen im Alter von 50 bis 59 Jahren vor einem Herzinfarkt schützt.

Seit 2007 gibt es erste positive Informationen aus der WHI-Studie, als nämlich altersgeschichtete Auswertungen vorgenommen wurden: Bei Frauen unter 60 Jahren wurde ein besserer Schutz vor Herzinfarkt festgestellt, kein erhöhtes Schlaganfallrisiko und eine insgesamt deutlich geringere Sterblichkeitsrate. Zusammen mit den anderen in der WHI-Studie nachgewiesenen präventiven Effekten wie der Verringerung von osteoporotischen Frakturen, Diabetes, Dickdarmkrebs und sogar Brustkrebs im Falle einer Östrogen-Monotherapie hätte dies bereits zu dem Schluss führen müssen, dass für die entscheidende Altersgruppe (50 bis 60 Jahre) der Nutzen der HRT die möglichen Risiken bei Weitem übertrifft. Hinzu kommen die Hinweise auf ein mögliches geringeres Risiko durch eine Reduzierung der Dosis und durch den differenzierten Einsatz von Präparaten, z. B. reduziert die transdermale Anwendung das Thrombose- und Schlaganfallrisiko deutlich.

Die wissenschaftliche Welt wurde schließlich aufgerüttelt (auch wenn viele noch tief schlafen) durch jüngste Veröffentlichungen, die zeigen, dass in Kalifornien – hier wurden 81.000 Frauen nach der WHI-Studie (2002) beobachtet – die Verschreibungen für Hormonersatztherapien um 85 Prozent zurückgegangen und die Hüftfrakturen um mehr als 50 Prozent zugenommen haben. Die Bedeutung im kardiovaskulären Bereich wurde durch eine kürzlich durchgeführte skandinavische Studie mit 332.000 Frauen (≥ 40 Jahre) unterstrichen, in der festgestellt wurde, dass sich die Sterblichkeit im ersten Jahr nach Absetzen der Hormonersatztherapie mehr als verdoppelt hat, hauptsächlich aufgrund von Herzinfarkt oder Schlaganfall.

Also hat die WHI-Studie fälschlicherweise festgestellt, dass Östrogene das Risiko, an Brustkrebs, Herzkrankheiten und Alzheimer zu erkranken, erhöhen, während Östrogen uns in Wirklichkeit schützt und synthetisches Progesteron das Brustkrebsrisiko erhöht. Trotz dieser offensichtlichen Daten, die für jedermann einsehbar sind (es genügt, sie zu lesen), trotz der Tatsache, dass die WHI-Befürworter wiederholt die Bedeutung des Unterschieds in den Ergebnissen klargestellt haben, trotz der Fülle von Studien, die eine gut konzipierte HRT unterstützen und die in den Jahren seit der WHI-Veröffentlichung folgten, ist die HRT auf Talfahrt gegangen. Die weit verbreitete negative Berichterstattung in den Medien führte zu einem erheblichen und raschen Rückgang der HRT-Anwendung weltweit. Viele Frauen setzten die HRT abrupt ab, einige haben sie wegen unerträglicher Symptome wieder aufgenommen. Mit welcher Folge? Millionen von Frauen erlitten Oberschenkelhalsfrakturen, Herzinfarkte, Depressionen und kognitive Störungen, die alle vermeidbar gewesen wären. Aber immer noch wird im Beipackzettel der Hormonpräparate auf Östradiolbasis das erhöhte Brustkrebsrisiko und eine Vielzahl anderer Nebenwirkungen erwähnt, die nicht wenige Frauen erschrecken. Und das Schlimmste ist, wenn Ärzte, Gynäkologen und sogar Gynäkologinnen einem nicht zuhören oder sagen, dass man die Symptome der Wechseljahre in Kauf nehmen muss, weil es sich um eine natürliche Lebensphase handelt … und dabei so viele Gynäkologinnen sich selbst mit bioäquivalenten Hormonen behandeln und Gynäkologen sie ihrer Partnerin verschreiben. Das *Revised Global Consensus Statement on Menopausal Hormone Therapy* von 2016 bekräftigt, dass die Hormonersatztherapie (HRT) nach wie vor die wirksamste Behandlung vasomotorischer Symptome ist und das Risiko osteoporosebedingter Frakturen bei Frauen nach der Menopause deutlich reduziert. Die HRT ist wirksam bei vulvovaginaler Atrophie und kann die sexuelle Funktion und andere damit verbundene Symptome wie Gelenk- und Muskelschmerzen, Stimmungsschwankungen und Schlafstörungen verbessern. Dennoch sind die Verschreibungen der HRT weiter rückläufig.

Man bedenke, dass P. M. Sarrel und Kollegen (siehe Literaturverzeichnis) Daten aus der WHI-Studie von 2004 verwendeten, die auf eine höhere Sterblichkeitsrate bei Frauen im Alter von 50 bis 59 Jahren hinwiesen, denen die Gebärmutter entfernt wurde. Diese erhielten während einer 10-jährigen Nachbeobachtungszeit ein Placebo statt Östrogene, und es stellte sich einfach gesagt heraus, dass der Verzicht auf Östrogene zu einer erhöhten Sterblichkeitsrate führte. Ihre Analyse ergab beunruhigenderweise, dass bei Frauen ohne Gebärmutter im Alter von 50 bis 59 Jahren nach der Veröffentlichung der WHI-Studie im Jahr 2002 zwischen 18.601 und 91.610 zusätzliche Todesfälle auftraten.

IHRE FRAGEN ZUR HORMONERSATZ-THERAPIE

Ich bin in den Wechseljahren und habe keine Beschwerden, sollte ich trotzdem bioäquivalente Hormone einnehmen?
Es gibt Frauen, die überhaupt keine Wechseljahresbeschwerden haben. Meist sind sie etwas fülliger, und wie wir wissen, ist Fettgewebe reich an dem Enzym Aromatase und produziert Östrogene. Wichtig ist, den individuellen Hormonstatus überprüfen zu lassen und die Thematik eingehend zu besprechen. Ich versuche immer, meinen Patientinnen die Vorteile einer bioäquivalenten HRT zu erklären. Wenn sie sich dann für oder gegen etwas entscheiden, dann sollen sie ihre Entscheidung bewusst und basierend auf soliden Informationen treffen. Der Gesundheitszustand kann dann jedes Jahr neu bewertet werden. Was ich nur schwer akzeptieren kann, sind unbegründete Ängste.

Ich mache eine Hormonersatztherapie und fühle mich großartig, aber mein Gynäkologe möchte sie nach fast 10 Jahren wieder absetzen. Was soll ich tun?
Offensichtlich kennt Ihr Gynäkologe die neuen Leitlinien nicht, auch nicht die italienischen, nach denen die Hormonersatztherapie langfristig gemacht werden kann, wenn keine Gegen-

anzeigen vorliegen und wenn sie uns hilft, gesund zu bleiben. Dieser Psychoterror muss aufhören, er ist unbegründet und ein Zeichen von Ignoranz. Eine Hormonersatztherapie, die vorzugsweise schon beim Eintritt in die Menopause begonnen werden sollte, unabhängig davon, wann dies geschieht, kann auch für den Rest des Lebens fortgesetzt werden, wenn der Nutzen die Risiken übertrifft. Es liegt auf der Hand, aber ich wiederhole es, dass die Lebensweise gesund und angemessen sein muss. Außerdem müssen der Wirkstoff, die Zusammensetzung und die Art der Verabreichung immer an die Frau angepasst und im Laufe der Zeit, wenn nötig, verändert werden.

Mein Senologe/Gynäkologe/Allgemeinmediziner will mir keine HRT verschreiben, weil sie seiner Meinung nach Brustkrebs, Thrombose und Schlaganfall fördert. Was soll ich tun?

Diese absurden Behauptungen, die auf einer inzwischen peinlichen Unwissenheit beruhen, sind nicht mehr zu ertragen. Vor mehr als 20 Jahren wurde die WHI-Studie veröffentlicht, die Millionen von Frauen zu einer höllischen Menopause verdammte, ohne jede Hilfe von Gynäkologen und Brustspezialisten. Inzwischen wissen wir es, und selbst die wichtigsten internationalen Gesellschaften, die sich mit den Wechseljahren befassen, darunter auch die italienische, sagen uns: Mit einer HRT fühlen wir uns besser, leben länger und bleiben topfit! Es ist höchst an der Zeit, sich mit den neuen Leitlinien (die gar nicht so neu sind) zu befassen, denn Frauen haben das Recht, gut zu leben.

Meine Mutter/Großmutter hatte Brustkrebs, kann ich eine HRT machen?

Ich verweise Sie auf die Antwort zur BRCA-Gen-Positivität (siehe Seite 190).

Ich habe Krampfadern, kann ich eine bioäquivalente HRT machen?
Ich sehe kein Problem.

Trockene Augen und trockener Mund: Hat das etwas mit einem Hormonmangel zu tun?
Leider ja, Östrogenmangel kann zu trockenen Augen und einem trockenen Mund führen. Eine HRT bessert die Beschwerden.

Warum warnen die Beipackzettel der Hormonpräparate vor der Gefahr einer Tumorbildung?
Weil die Pharmaunternehmen sich selbst schützen; da sie kein Interesse daran haben, bioäquivalente Hormone herzustellen, weil sie diese nicht patentieren können, produzieren sie exakte Kopien, also synthetische Hormone. Indem sie alle möglichen Wirkungen und Nebenwirkungen angeben, schützen sie sich auf jeden Fall vor möglichen rechtlichen Schritten.

Kann ich bioäquivalente HRT machen, wenn ich Schilddrüsenhormone nehme?
Absolut ja, es gibt keine Kontraindikation dafür.

Ich mache eine bioäquivalente HRT und habe Blutungen, obwohl ich in den Wechseljahren bin.
Das könnte auf einem Ungleichgewicht in der Östrogen-Progesteron-Dosierung liegen, wobei das Erstere überwiegt. Das kann vorkommen, wenn die Östrogendosierung erhöht wird oder bei Frauen, die erst einige Jahre nach der Menopause mit der Hormonbehandlung beginnen. In jedem Fall sollte eine Blutung immer abgeklärt werden, gegebenenfalls durch eine gynäkologische Untersuchung und einen transvaginalen Ultraschall. Die Untersuchung kann das Vorhandensein von Neu-

bildungen, auch wenn diese selten sind, oder von Endometrium-Polypen ausschließen.

Mein Gynäkologe verschreibt mir zwar Östradiol, aber kein Progesteron, da ich keine Gebärmutter mehr habe und es daher seiner Meinung nach nicht notwendig ist. Stimmt das?
Gynäkologen schätzen Progesteron häufig nur, weil es die Gebärmutterschleimhaut vor östrogenbedingten Wucherungen schützt, und ignorieren seine Wirkungen auf den gesamten Körper und das Nervensystem. Ich verschreibe es meinen Patientinnen immer.

Ich hatte eine Thrombose und eine Lungenembolie. Kann ich eine bioäquivalente HRT machen?
In diesem Fall würde ich mich für eine transdermale Anwendung entscheiden, um die potenziell gerinnungsfördernde Wirkung von oral eingenommenen Hormonen durch die erste Leberpassage zu vermeiden.

Ich hatte einen Schlaganfall oder Herzinfarkt. Kann ich bioäquivalente Hormone einnehmen?
Siehe vorherige Antwort.

Bei positivem MTHFR-Polymorphismus: Kann ich eine bioäquivalente HRT machen?
Die heterozygote MTHFR-Mutation betrifft 40 Prozent der Weltbevölkerung. Die häufigsten Formen sind C677T und A1298C. Die Mutation dieses Gens führt zu einem Verlust der Methylfolatproduktion, der zwischen 30 und 70 Prozent des Normalwerts schwankt: Dies führt zu hohen Homocysteinwerten, sodass eine korrekte Ergänzung unbedingt Vitamin B12 in Form von Methylcobalamin und Folsäure (Vitamin B9) in methylierter Form enthalten muss. Zunächst einmal müssen das

MTHFR-Gen und die Methylierungswege optimal funktionieren, um die Östrogenentgiftung über die Leber zu fördern. Die Methylierung ist ein wichtiger Weg in Phase II der hepatischen Östrogenentgiftung. Wenn Östrogene nicht richtig entgiftet werden, reichern sie sich im Körper an. Es gibt keine Gegenanzeigen für eine bioäquivalente HRT, die transdermal verabreicht werden kann, wodurch die erste Leberpassage und die potenziell prothrombotische Wirkung der Hormone vermieden werden.

Ich bin Trägerin des BRCA1-BRCA2-Gens: Kann ich eine bioäquivalente Hormonersatztherapie erhalten?

Zunächst einmal sollte klargestellt werden, dass weniger als 15 Prozent der Brustkrebsfälle auf genetische Mutationen zurückzuführen sind, von denen die meisten auf Mutationen in den Genen BRCA1 und BRCA2 beruhen. Frauen, die pathogene BRCA1- und BRCA2-Varianten in sich tragen, haben ein 70-prozentiges Risiko, vor dem 80. Lebensjahr an Brustkrebs zu erkranken, und ein bis zu 40-prozentiges Risiko, Eierstockkrebs zu entwickeln. Wissenschaftliche Erkenntnisse deuten darauf hin, dass eine prophylaktische Mastektomie (Entfernung des Brustdrüsengewebes) und Adnektomie (Entfernung von Eierstöcken und Eileitern) bei Trägerinnen der pathogenen BRCA1- und BRCA2-Varianten ab einem Alter von 35 bzw. 40 Jahren erwogen werden sollte, möglicherweise nach Abschluss der Familienplanung. Die vorliegenden Daten weisen darauf hin, dass diese Frauen nach einer bilateralen Adnektomie eine angemessene HRT erhalten können und sollten und ihr Krebsrisiko nicht erhöht ist.

Sollte ich eine Hormonbehandlung machen, wenn ich nur Hitzewallungen habe?

Diese Frage wird mir oft gestellt, und ich antworte immer auf dieselbe Weise: Abgesehen von Hitzewallungen und nächtlichen

Schweißausbrüchen haben Sie zweifellos auch andere Hormonmangelsymptome wie Schlaflosigkeit, Gelenkschmerzen, Gedächtnis- und Konzentrationsschwäche, Scheidentrockenheit mit Schmerzen beim Geschlechtsverkehr, geringe Libido, depressive oder schwankende Stimmung, Angstzustände, trockene Augen, kognitiven Abbau – was meinen Sie: Sind das ausreichende Gründe, um eine HRT in Betracht zu ziehen?

Die Menopause ist eine natürliche Phase im Leben einer Frau, also ist es vielleicht richtig, sie zu ertragen?
Also wenn ich diesen Satz nur höre … Wo steht das geschrieben? Warum sollte ich alt werden und mich jahrzehntelang schlecht fühlen? Bedenken Sie, dass vor mehr als hundert Jahren eine Frau immer mit 50, 51 Jahren in die Wechseljahre kam, ihre Lebenserwartung aber praktisch nur 50 Jahre betrug. Heute liegt die Lebenserwartung von Frauen in Italien bei 85 bis 87 Jahren: Im besten Fall verbringen wir also fast 40 Jahre und mehr in den Wechseljahren. Viele Frauen haben erhebliche Beschwerden, oft ohne zu wissen, dass sie die direkte Folge eines Hormonmangels sind. Es geht nicht darum, ewig jung bleiben zu wollen, sondern darum, gut zu altern.

Verursacht HRT Brustkrebs?
Diese Behauptung hört man oft, und das Schlimmste ist, dass sie von Ärzten, sogar Onkologen, kommt. Nach 2002, d.h. seit der Veröffentlichung der katastrophalen WHI-Studie, die dazu führte, dass Millionen von Frauen weltweit keine HRT mehr machten, ist die Zahl der Hüftfrakturen, der Alzheimer-Erkrankungen und der Herz-Kreislauf-Erkrankungen dramatisch gestiegen. Für weitere Informationen hierzu verweise ich Sie auf den Abschnitt über HRT in Verbindung mit Brustkrebs (siehe Seite 178).

Macht die HRT dick?

Das ist eine Frage, die mir oft gestellt wird. Eine Hormonersatztherapie mit bioäquivalenten Hormonen, die zu einer Gewichtszunahme führt, ist eine falsche Therapie, d. h., sie ist schlecht dosiert. Denn es ist das Gegenteil der Fall: Es sind eher die Frauen, die keine HRT machen, die zunehmen, und es gibt inzwischen zahlreiche wissenschaftliche Studien, die dies belegen. Eine korrekte HRT bewahrt Ihr Körpergewicht und Ihre Figur; wenn nicht, sind die Art des Hormons und/oder die Dosierung falsch. Ich setze natürlich voraus, dass Sie sich gesund ernähren und viel bewegen. Angemessene Östrogenspiegel verringern sogar den Appetit; in den Wechseljahren führt der Östrogenmangel dazu, dass man öfter und mehr isst. Ich erinnere Sie daran, dass auch Testosteron für den Stoffwechsel entscheidend ist: Es erhält die Muskulatur, und mehr Muskeln bedeuten einen besseren Grundumsatz. Progesteron hat außerdem eine wichtige und ausgeprägte harntreibende Wirkung: Ein Mangel daran kann zu Wassereinlagerungen, Schwellungen und Schlafstörungen führen, die von einem Anstieg des Cortisols und einer Insulinresistenz begleitet werden. Das Orchester spielt dann eben keine Sinfonie mehr.

BIBLIOGRAFIE

Es gibt viele interessante und gut gemachte Bücher zu den Themen Hormone und Wechseljahre. Ich habe Ihnen eine Auswahl derer zusammengestellt, die ich hervorragend strukturiert und mit verständlichen Erklärungen finde. Leider ist der Großteil auf Englisch, nur einige wenige auf Deutsch. Das ist einer der Gründe, warum ich mich entschieden habe, ein Buch zu schreiben.

Adams K., Still hot, Black & White Publishing, 2020.

Arasu A., Bioidentical Hormones Explained, Kindle Edition, 2019.

Bikman B., Why we get sick, BenBella Books, 2021.

Bluming A., Travis C., Estrogen Matters, Little Brown Spark, 2018.

Briden L., Die Perioden-Werkstatt, Greenpeak Publishing, 2018.

Dach J., Bioidentical Hormones 101, iUniverse Publishing, 2011.

De Liz S., Woman on fire, Rowohlt Taschenbuch, 2020.

Gunter J., The Vagina Bible, Kensington, 2019.

Gunter J., Das Menopause Manifest, Südwest Verlag, 2016.

Harcombe Z., The diet Fix, Short Books, 2018.

Hawkins A.L., Bioidentical Hormone Replacing Therapy, Square One, 2012.

Hertoghe T., The Hormone Handbook, International Medical Books Publications, 2010.

Hertoghe T., Reversing Physical Aging, International Medical Books Publications, 2017.

Hertoghe T., Atlas of Endocrinology for Hormone Therapy, International Medical Books Publications, 2019.

Huber J., Oesterle B., Die Anti-Aging Revolution, Goldmann TB, 2023.

Inchauspè J., La rivoluzione del glucosio, Vallardi Editore, 2022.

Lee J., What your Doctor May Not Tell You About Premenopause, Warner Books, 1999.

Lee J., Hormone Balance Made Simple, Life and Style, 2006.

Lichten E.M., Textbook of Bioidentical Hormones, Foundation for Anti-Aging Research LLC, 2007.

McCall D., Potter N., Menopausing, HQ-HarperCollins Publishers, 2022.

Mosconi L., Nutrire il cervello, Mondadori, 2018.

Newson L., Preparing for the Perimenopause and Menopause, Penguin Life, 2021.

Nelson M., Strong Women, Strong Bones, TarcherPerigee, 2006.

Panda S., The Circadian Code, Rodale Books, 2018.

Platt M.E., Die Hormonrevolution, Vak Verlag, 2014.

Römmler A., Die Wahrheit über Hormone, Südwest Verlag, 2016.

Römmler A., Hormone, Thieme, 2016.

Schmitt-Homm R., Homm S., Handbuch Anti-Aging und Prävention, Vak Verlag, 2014.

Tassone S., The Hormone Balance Bible, Dey Street Books, 2021.

Thebe A., Menopocalypse, Greystone Books, 2020.

Wright J., Bioidentische Hormone, Vak Verlag, 2014.

Wright Y.L., Swartz J.M., Bioidentical Hormones Made Easy!, Kindle Edition, 2013

Wissenschaftliche Artikel

Affinito P., Palomba S., Sorrentino C., Di Carlo C., Bifulco G., Arienzo M.P., Nappi C., Effects of postmenopausal hypoestrogenism on skin collagen, Maturitas 1999 Dec 15; 33(3):239-47. doi:10.1016/s0378-5122(99)00077-8. Affiliations expand PMID: 10656502 DOI: 10.1016/ s0378-5122(99)00077-8

Baber R.J., Panay N., Fenton A. and the IMS Writing Group, 2016 IMS Recommendations on women's midlife health and menopause hormone therapy, Climacteric, 2016; 19: 109–150.

Bahri N., Pourali L., Esmaeeli H., Application of various menopausal symptoms treatment options and its related factors, Gonabad-2016. Iran J Obstet Gynecol Infert., 2016; 19(26): 1–8.

Bluming A.Z., Hormone replacement therapy after breast cancer: it is time, Cancer J, 2022 May-Jun; 28(3): 183–190, PMID: 35594465. DOI: 10.1097/ PPO.0000000000000595.

Bluming A.Z., Safety of systemic hormone replacement therapy in breast cancer survivors, Breast Cancer Res Treat, 2022 Feb; 191(3): 685–686. PMID: 34993765 DOI: 10.1007/s10549- 021-06479-y.

Bluming A.Z., Tavris C., Hormone replacement therapy: real concerns and false alarms, Cancer J, 2009 Mar-Apr;15(2): 93–104. DOI:

10.1097/PPO.0b013e31819e332a. PMID: 19390302, DOI: 10.1097/PPO.0b013e31819e332a.

Brotman R.M, Shardell M.D., Gajer P., Fadrosh D., Chang K., Silver M., Viscidi R.P., Burke A.E., Ravel J., Gravitt P.E., Association between the vaginal microbiota, menopause status and signs of vulvovaginal atrophy, Menopause, 2014 May; 21(5): 450–458. DOI: 10.1097/ GME.0b013e3182a4690b PMCID: PMC3994184 NIHMSID: NIHMS514700 PMID: 24080849.

Buhling K.J., von Studnitz F.S., Jantke A., Eulenburg C., Mueck A.O., Use of hormone therapy by female gynecologists and female partners of male gynecologists in Germany 8 years after the Women's Health Initiative Study: Results of a Survey, Menopause, 2012 Oct; 19(10): 1088–1091.

Calleja-Agius J., Brincat M.P., The urogenital system and the menopause, Climacteric, 2015 Oct; 18 Suppl 1: 18–22.

Campagnoli C., Clavel-Chapelon F., Kaaks R., Peris C., Berrino F., Progestins and progesterone in hormone replacement therapy and the risk of breast cancer, PMID: 15908197, MCID: PMC1974841, DOI: 10.1016/j.jsbmb.2005.02.014.

Carpenter J.S., Byrne M.M., Studts J.L., Factors related to menopausal symptom management decisions, Maturitas, 2011; 70(1): 10–15.

Crawford S.L., Crandall C.J., Derby C.A., El Khoudary S.R., Waetjen L.E., Fischer M., Joffe H., Menopausal hormone therapy trends before versus after 2002: impact of the Women's health initiative study results, Menopause, 2018; 26(6): 588–597.

Committee TWHIS, Effects of conjugated equine estrogen in postmenopausal women with hysterectomy: the Women's health initiative randomized controlled trial, JAMA. 2004; 291(14): 1701–1712.

de Lignières B., de Vathaire F., Fournier S., Urbinelli R., Allaert F., Le M.G., Kuttenn F., Combined hormone replacement therapy and risk of breast cancer in a French cohort study of 3175 women, Climacteric, 2002 Dec; 5 (4): 332–3340. PMID: 12626212 DOI: 10.1080/713605312.

de Villiers T.J., Hall J.E., Pinkerton J.V., Cerdas Perez S., Rees M., Yang C., Pierroz D.D., Revised global consensus statement on menopausal hormone therapy, Climacteric, 2016; 19(4): 313–315.

Di Bonaventura M., Luo X., Moffatt M., Bushmakin A.G., Kumar M., Bobula J., The Association Between Vulvovaginal Atrophy Symptoms and Quality of Life Among Postmenopausal Women in the United States and Western Europe, J Womens Health (Larchmt), 2015 Sep; 24 (9): 713–722.

El Khoudary S.R., Greendale G., Crawford S.L., Avis N.E., Brooks M.M., Thurston R.C., Karvonen-Gutierrez C., Waetjen L.E., Matthews K., The menopause transition and women's health at midlife: a progress report from the Study of Women's Health Across the Nation (SWAN) Menopause, 2019 Oct; 26(10): 1213–1227. Affiliations expand PMID: 31568098 PMCID:PMC6784846, DOI:10.1097/ GME.0000000000001424.

Ettinger B., Wang S.M., Leslie R.S., Patel B.V., Boulware M.J., Mann M.E., McBride M. Evolution of postmenopausal hormone therapy between 2002 and 2009, Menopause, 2018; 25(11): 1306–1312.

Filho A.S., Soares Júnior J.M., Arkader J., Maciel G.A., Baracat E.C., Attitudes and practices about postmenopausal hormone therapy among female gynecologists in Brazil, Maturitas, 2005, Jun 16; 51(2): 146–153.

Glaser R.L., Dimitrakakis C., Testosterone therapy in women: myths and misconceptions, PMID: 23380529, DOI: 10.1016/j, Maturitas, 2013.01.003.

Glaser R.L., York A.E., Dimitrakakis C., Incidence of invasive breast cancer in women treated with testosterone implants: a prospective 10-year cohort study, PMID: 31888528, PMCID: PMC6937705, DOI: 10.1186/ s12885-019-6457-8.

Göttenauer A., Mueck A.O., Renaissance der Hormonersatztherapie. Bericht von der Jahrestagung der Deutschen Menopause Gesellschaft e. V., Frauenarzt, 2013; 54: 264–266.

Göttenauer A., Mueck A.O., Stute P., Thaler C., Wildt L., Hormone: Nichts geht ohne sie, Frauenarzt, 2015; 57: 66–69.

Hodis H. N., Mack W.J., Lobo R.A., Shoupe D., Sevanian A., Mahrer P.R., Selzer R.H., Liu C.R., Liu C.H., Azen S.P., Estrogen in the Prevention of Atherosclerosis Trial Research Group Affiliations expand, Estrogen in the prevention of atherosclerosis. A randomized, double-blind, placebo-controlled trial, PMID: 11730394 DOI: 10.7326/0003-4819-135-11-200112040-00005, Ann Intern Med., 2001 Dec 4; 135(11): 939–953.

Huston S.A., Jackowski R.M., Kirking D.M., Women's trust in and use of information sources in the treatment of menopausal symptoms, Womens Health Issues, 2009; 19(2): 144–145.

Iorga A., Cunningham C.M., Moazeni S., Ruffenach G., Umar S., Eghbali M., The protective role of estrogen and estrogen receptors in cardiovascular disease and the controversial use of estrogen therapy, Biol Sex Differ 8, 33 (2017).

Jankowski C.M., Wolfe P., Schmiege S.J., Sreekumaran Nair K., Khosla S., Jensen M., von Muhlen D., Laughlin G.A., Kritz-Silverstein D., Bergstrom J., Bettencourt R., Weiss E.P., Villareal D.T., Kohrt W.M., Sex-specific effects of dehydroepiandrosterone (DHEA) on bone mineral density and body composition: A pooled analysis of four clinical trials, Clin Endocrinol (Oxf), 2019 Feb; 90(2): 293–300. DOI: 10.1111/cen.13901. Epub 2018 Dec 9.

Karim R. et al., Hip fracture in postmenopausal women after cessation of hormone therapy: results from a prospective study in a large health management organization, Menopause, 2011; 18: 1172–1177.

Keteepe-Arach T., Sharma S., Cardiovascular Disease in Women: Understanding Symptoms and Risk Factors, European Cardiology Review, 2017; 12(1): 10–13.

Kotsopoulos J., Gronwald J., Karlan B.Y., Huzarski T., Tung N., Moller P., Armel S., Lynch H.T., Senter L., Eisen A., Singer C.F., Foulkes W.D., Jacobson M.R., Sun P., Lubinski J., Narod S.A., Hereditary Breast Cancer Clinical Study Group, Hormone Replacement Therapy After Oophorectomy and Breast Cancer Risk Among BRCA1 Mutation Carriers, PMID: 29710224 PMCID: PMC6143051, JAMA Oncol, 2018 Aug 1; 4(8): 1059–1065. DOI: 10.1001/jamaoncol.2018.0211.

Kurozumi S., Matsumoto H., Inoue K., Tozuka K., Hayashi Y., Kurosumi M., Oyama T., Fujii T., Horiguchi J., Kuwano H., Agoulnik I.U., Impact of combining the progesterone receptor and preoperative endocrine prognostic index (PEPI) as a prognostic factor after neoadjuvant endocrine therapy using aromatase inhibitors in postmenopausal ER positive and HER2 negative breast cancer, Editor PLoS One, 2018; 13(8): e0201846. Published online 2018 Aug 6. DOI: 10.1371/journal.pone.0201846 PMCID: PMC6078304 PMID: 30080878.

Langer R.D., Hodis H.N., Lobo R.A., Allison M.A., Hormone replacement therapy: where are we now?, Climacteric, 2021; 24(1):3–10.

Lawton B., Rose S., McLeod D., Dowell A., Changes in use of hormone replacement therapy after the report from the Women's Health Initiative: cross sectional survey of users, BMJ, 2003; 327(7419): 845.

Manson J.E., Kaunitz A.M., Menopause management: Getting clinical care back on track, N Engl J Med, 2016; 374: 803–806.

Manson J.E., Aragaki A.K., Rossouw J.E., Anderson G.L., Prentice R.L., LaCroix A.Z., Chlebowski R.T., Howard B.V., Thomson C.A., Margolis K.L., et al., Menopausal hormone therapy and long-term all-cause and cause-specific mortality: the women's health initiative randomized trials, JAMA, 2017; 318(10): 927–938.

Marchetti F., De Felice S., Boccia C., Sassu V., Di Donato G., Perniola I., Palaia M., Monti L., Muzii V., Tombolini P., Benedetti Panici A., Hormone replacement therapy after prophylactic risk-reducing salpingo-oophorectomy and breast cancer risk in BRCA1 and BRCA2 mutation carriers: A meta-analysis, Critical Reviews in Oncology/Hematology, vol. 132, Dec. 2018, 111–115.

Mikkola T.S. et al., Increased cardiovascular mortality risk in women discontinuing postmenopausal hormone therapy, J Clin Endocrinol Metabol, 2015; 100: 4588–4594.

Natari R.B., McGuire T.M., Baker P.J., Clavarino A.M., Dingle K.D., Hollingworth S.A., Longitudinal impact of the Women's health initiative study on hormone therapy use in Australia, Climacteric, 2019; 22(5): 489–497.

Natari R.B., Hollingworth S.A., Clavarino A.M., Dingle K.D., McGuire T.M., Long term impact of the WHI studies on information-seeking and decision-making in menopause symptoms management: a longitudinal analysis of questions to a medicines call centre, BMC Women's Health, vol. 21, Art. n.: 348 (2021).

Neuhouser M.L., Araoaki A.K., Prentice R.L., Manson J.E., Chlebowski R., Carty C.L., Ochs-Balcom H.M., Thomson C.A., Caan B.J., Tinkler L.F., Peragallo-Urrutia R., Knudtson J., Anderson G.L., Overweight, Obesity and Postmenopausal Invasive Breast Cancer Risk, JAMA Oncol, 2015; 1(5): 611–621.

NICE Guidelines, Menopause: diagnosis and management, https://www.nice.org.uk/guidance/ng23/ resources/menopause-diagnosis-and-management-1837330217413 (12.11.15).

Palma F., Volpe A., Villa P., Cagnacci A., As the writing group of the AGATA study vaginal atrophy of women in postmenopause. Results from a multicentric observational study: The AGATA Study, Maturitas, 2015 Sep 14. [Epub ahead of print].

Portman D.J., Gass M.L., Genitourinary syndrome of menopause: new terminology for vulvovaginal atrophy from the International Society for the Study of Women's Sexual Health and the North American Menopause Society, Vulvovaginal Atrophy Terminology Consensus Conference Panel, Maturitas, 2014 Nov; 79 (3): 349–354.

Reiter R.J., Mayo J.C., Tan D.X., Sainz R.M., Alatorre-Jimenez M., Qin L., Melatonin as an antioxidant: under promises but over delivers, 2016 Oct; 61(3): 253–278. DOI: 10.1111/jpi.12360. Epub 2016 Sep 1., PMID: 27500468 DOI: 10.1111/jpi.12360.

Rocca W.A., Grossardt B.R., Shuster L.T., Oophorectomy, estrogen and dementia: a 2014 update, PMID: 24508665 PMCID: PMC4040304 DOI: 10.1016/j.mce.2014.01.020.

Rocca W.A., Bower J.H. Maraganore D.M., Grossardt B.R., Ahlskog J.E., de Andrade M., Melton L. J., Increased risk of cognitive impairment or dementia in women who underwent oophorectomy before menopause, PMID: 17761551. DOI: 10.1212/01.wnl.0000276984.19542.e6.

Rosano G.M., Webb C.M., Chierchia S., Morgani G.L., Gabraele M., Sarrel P.M., de Ziegler D., Collins P.J., Natural progesterone, but not medroxyprogesterone acetate, enhances the beneficial effect of estrogen on exercise-induced myocardial ischemia in postmenopausal women, Am Coll Cardiol, 2000 Dec; 36(7): 2154–2159.

Santen R. et al., Postmenopausal hormone therapy, Endocrine Society Scientific Statement, J Endocrin Metab 2010; 95 (Suppl 1): 51–566.

Sarrel P.M., Njike V.Y., Vinante V., Katz D.L., The mortality toll of estrogen avoidance: an analysis of excess deaths among hysterectomized women aged 50 to 59 years, Am J Public Health, 2013; 103(9): 1583–1588.

Shishehbor F., Mansoori A., Shirani F., Vinegar consumption can attenuate postprandial glucose and insulin responses; a systematic review and meta-analysis of clinical trials, vol. 127, March 2017, Diabetes Research and Clinical Practice.

Società Italiana della Menopausa, Menopausa e terapia ormonale sostitutiva. Raccomandazioni della Società Italiana della Menopausa, 2 maggio 2017.

Thompson J.J., Ritenbaugh C., Nichter M., Why women choose compounded bioidentical hormone therapy: lessons from a qualitative study of menopausal decision-making, BMC Womens Health, 2017; 17(1): 97.

Velentzis L.S., Banks E., Sitas F., Salagame U., Tan E.H., Canfell K., Use of menopausal hormone therapy and bioidentical hormone therapy in Australian women 50 to 69 years of age: results from a national, cross-sectional study, PLoS ONE, 2016; 11(3): e0146494.

WHI Investigators, Postmenopausal hormone therapy and risk of cardiovascular disease by age and years since menopause, JAMA 2007; 297: 1465–1477.

Writing Group for the Women's Health Initiative Investigators, Risks and benefits of estrogen plus progestin in healthy postmenopausal women: principal results from the Women's Health Initiative randomized controlled trial, JAMA, 2002; 288(3): 321–333.

Bibliografische Information der Deutschen Nationalbibliothek
Die Deutsche Nationalbibliothek verzeichnet diese Publikation in der Deutschen Nationalbibliografie; detaillierte bibliografische Daten sind im Internet abrufbar: http://dnb.d-nb.de

1. Auflage 2024

Autorisierte deutsche Ausgabe von red!, Mailand
Titel der italienischen Originalausgabe: „Non è solo questione di ormoni"

Mitarbeit: Brigitta Willeit
Grafiken: stock.adobe.com/Yasmin
Umschlaggestaltung: Kathrin Steigerwald, Hamburg
Design & Layout: Athesia-Tappeiner Verlag
Druck: Athesia Druck, Bozen
Papier: Umschlag Symbol Card, Innenteil Munken Print White

Gesamtkatalog unter
www.athesia-tappeiner.com

Fragen und Hinweise bitte an
buchverlag@athesia.it

ISBN 978-88-6839-789-0
ISBN 978-88-6839-790-6 (e-Book)

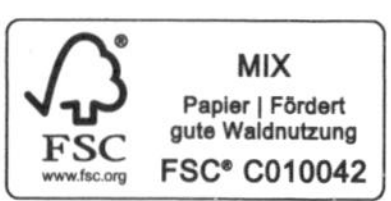

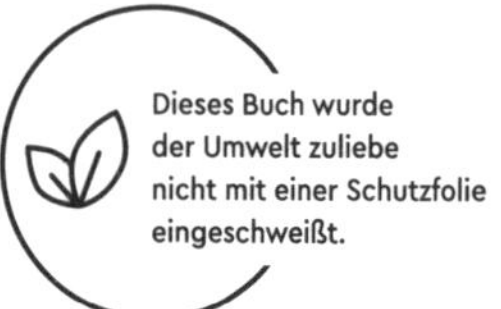

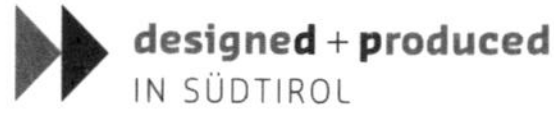